U0816886

国家级实验教学示范中心
高等院校医学实验教学教材

医学微生物学实验教程

第2版

主　编　马海梅　张春桃
副主编　孙玉萍　陈　锋
编　委　（按姓氏汉语拼音排序）
阿孜尔古丽·阿布都克日木
陈　锋　　陈邬锦
迪丽达尔·库德热提
刘素辉　　刘雪莉
马海梅　　倪　萍
孙玉萍　　王红英
杨文强　　张　蓓
张春桃　　孜来古丽·米吉提

科学出版社
北　京

内 容 简 介

本书是一本密切配合“医学微生物学”课程教学的实验教材，旨在培养学生科学思维、分析及解决问题和动手操作的能力，真正实现重基础、求创新、融能力的要求。

全书分为三章。第一章主要介绍医学微生物学实验的目的和要求、实验室规则、实验室意外情况的紧急处理办法和普通光学显微镜的结构及维护。第二章为实验部分，其中前八节实验为基本实验，后八节为综合设计性实验。第三章为实验教学讨论参考病例，学生可结合书中提供的相应微生物学检查方法以及文献阅读，设计出合理、科学的微生物学检查方法，并通过实验操作，获得实验结果，得出初步结论。

本书可供高等院校医学类专业师生使用。

图书在版编目（CIP）数据

医学微生物学实验教程 / 马海梅，张春桃主编. —2 版. —北京：科学出版社，2020.2

国家级实验教学示范中心　高等院校医学实验教学教材

ISBN 978-7-03-064375-9

Ⅰ. ①医… Ⅱ. ①马… ②张… Ⅲ. ①医学微生物学－实验－医药院校－教材 Ⅳ. ①R37-33

中国版本图书馆 CIP 数据核字（2020）第 021875 号

责任编辑：张天佐 / 责任校对：郭瑞芝
责任印制：赵　博 / 封面设计：陈　敬

科学出版社出版
北京东黄城根北街 16 号
邮政编码: 100717
http://www.sciencep.com
三河市骏杰印刷有限公司印刷
科学出版社发行　各地新华书店经销
*
2016 年 3 月第　一　版　开本：720×1000　1/16
2020 年 2 月第　二　版　印张：5　1/2
2025 年 1 月第九次印刷　字数：130 000

定价：28.00 元

前　言

“医学微生物学”是连接基础与临床之间的一门实践性很强的桥梁课程。“医学微生物学实验”是本课程教学的重要环节之一，通过实验教学使学生加深和巩固对理论教学内容的理解和体会，并在掌握系统理论知识的基础上，使学生学会和掌握医学微生物学的基本操作技术，为今后从事临床、检验、麻醉和口腔等医疗和疾病控制及相关科学研究工作树立良好的无菌观念、严谨的科学态度和打下扎实的实践基础。

为适应学科发展、满足教学需要，培养学生理论联系实际、独立思考、独立操作的能力，并结合本地区学生的实际情况，我们在原有教材的基础上组织编写了本版实验教程。编写过程中，全体编委对内容进行仔细推敲，精益求精，注重创新性和实践性的培养，目的是为学生的知识、能力和创新全面协调发展创造条件，提高实验教学质量和课堂效果。本实验教程适用于临床、口腔、预防、麻醉、影像、检验等专业，内容涵盖普通光学显微镜的使用，微生物的涂片染色、分离、接种、培养等基本操作技能；又尝试性地以临床收集的病原性球菌、肠道杆菌、结核分枝杆菌以及真菌感染性疾病典型案例为载体，结合实验指导中提供的相应微生物学检查方法以及文献阅读，设计出该病的微生物学检查方法，并通过实验操作，获得实验结果，最终对该病进行病原学确诊。希望通过这种以病例为引导的综合设计性实验教学，更好地培养学生的科学思维能力、分析问题和解决问题的能力以及动手能力，真正实现重基础、求创新、融能力的目的。

本书编写人员都是长期从事医学微生物学教学与科研工作的一线教师，具有丰富的实验教学经验，从实验的目的、原理、材料、方法、结果以及注意事项等方面进行编写，力求实用、简明，条理清晰，具有很强的实用性、科学性与先进性。但限于编者水平，书中难免存在不足，恳请广大师生在使用过程中批评指正，我们将在今后的教学工作中不断补充和完善。

编　者

2018年10月20日

目　录

第一章　总　　论

第一节　医学微生物学实验目的和要求

医学微生物学实验是医学微生物学课程学习过程中不可缺少的实验技能培训环节之一，是理论与实验研究的技术基础。

医学微生物实验课程的目的在于：

1. 加深和巩固对医学微生物学理论知识的理解与记忆。

2. 掌握本学科相关的基本实验操作技术，树立无菌和生物安全观念。

3. 培养学生的动手操作能力，实事求是的科学态度，独立分析问题与解决问题的创新能力，提高学生的学习兴趣。

为医学生未来从事感染性疾病诊治和控制及相关科学研究工作打下坚实的实践基础。

在医学微生物学整个实验过程中，始终贯穿“无菌操作”和“生物安全”的观念，要求学生做到：

1. 实验前预习，明确实验的内容、目的、理论依据、操作方法及注意事项，以避免或减少错误的发生。

2. 实验过程中严格按照实验室规则和无菌操作要求，注意分工与协作，遵照实验教程所列步骤，仔细观察教师示范，学会正确的操作手法，依次进行操作。

3. 如实记录实验结果，对实验结果积极地思考并进行结果分析，如结果与理论不符，应探讨分析可能的原因，培养训练科研思维能力，树立严谨的科学态度。

4. 实验结束后，根据要求认真如实撰写实验报告。

第二节　医学微生物学实验室规则

医学微生物学实验中所用材料，多具有感染性，因此进入微生物学实验室后，必须按照无菌操作规范进行实验，以保证结果准确，防止实验人员感染、实验室台面及环境污染，必须遵守以下各项：

1. 进入实验室前需在更衣处穿好白大衣，不必要的物品不得带入实验室，必须带入的书籍和文具等应放在指定的非操作区，以免受到污染。

2. 实验室内严禁饮食、吸烟及用嘴舔湿铅笔、标签等。

3. 实验过程中，保持实验室安静，不得大声喧哗、随便走动，随意进出。

4. 实验过程中如有感染性材料污染手、桌面、地面、书或衣物时，应立即报告指导老师给予紧急处理，严禁隐瞒或不按规定自行处理。

5. 各种实验物品应按指定地点存放，接触过菌液的吸管、吸头及玻片等，用后应立即放入消毒缸内，禁止随意放于桌面上及冲入水槽内。接种环用后应立即在酒精灯火焰上烧灼灭菌。易燃物品严禁接近火源。

6. 爱护实验室内仪器设备，严格按操作规则使用。节约使用实验材料，如不慎损坏器材等，应主动报告指导老师进行处理。

7. 实验完毕，须送温箱培养的物品，应做好标记后放入指定的恒温培养箱。待消毒或废弃的物品必须放在指定地点。实验室内的任何物品严禁带出实验室。

8. 离开实验室前，所有学生需在更衣处将白大衣脱下，反折收纳后，用消毒液或肥皂洗手后离去。值日生打扫实验室，关好门窗、水、电，方可离去。

第三节　医学微生物学实验室意外情况的紧急处理办法

1. 菌液误入口中，应立即吐入消毒容器中，并用 1∶1000 高锰酸钾溶液或 3%过氧化氢漱口，必要时根据菌种的不同服用适当的抗菌药物预防感染。

2. 菌液污染桌面或地面，倾注 2%～3%来苏或 0.1%新洁尔灭于污染面上，30 分钟后抹去。手上污染活菌，在上述消毒液中浸泡 10～20 分钟后，再用肥皂水刷洗。衣服被污染时，用上述消毒液浸泡 30 分钟或高压灭菌后清洗。

3. 若皮肤破损应先除去异物，用生理盐水或蒸馏水洗净后，75%乙醇溶液或 2%碘伏消毒处理。若发生烧伤，局部涂凡士林、5%鞣酸或 2%苦味酸。若发生化学药品腐蚀伤：①强酸腐蚀伤先用大量清水冲洗，再用碳酸氢钠溶液洗涤中和；②强碱腐蚀伤则先用大量清水冲洗，再用 5%硼酸溶液洗涤中和；③如受伤处为眼部，经上述步骤处理后，用橄榄油或液状石蜡 1～2 滴滴眼以滋润。

4. 若发生火警，须沉着、冷静，切勿惊慌，应立即关闭电闸。如为乙醇、乙醚等有机溶液起火，切忌用水扑救，可用沙土、湿布等扑灭。

第四节　普通光学显微镜的结构和维护

微生物是用肉眼无法直接看到的微小生物，必须借助普通光学显微镜的油镜，将其放大 1000 倍左右，才能观察到。因此，显微镜是研究微生物最基本和最重要的工具之一，而掌握普通光学显微镜尤其是其油镜的使用与维护则是进行微生物实验研究的基本技能。

【目的】

1. 熟悉普通光学显微镜的结构、功能和低倍镜、高倍镜的使用方法。

2. 掌握普通光学显微镜油镜的使用方法和维护。

【普通光学显微镜结构】

普通光学显微镜简称光镜，是利用光线照明使微小物体形成放大影像的仪器。目前使用的光镜种类繁多，外形和结构差别较大，有些类型的光镜有其特殊的用途，如暗视野显微镜、荧光显微镜、相差显微镜、倒置显微镜等，但其基本的构造和工作原理是相似的。

一台普通光学显微镜主要由机械系统和光学系统两部分构成（图 1-1）。

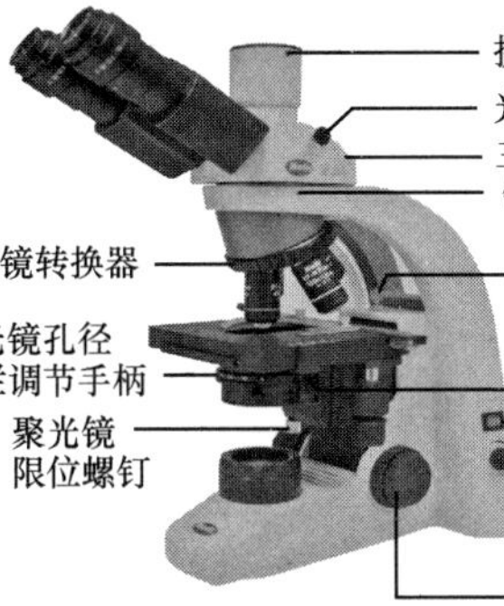

图 1-1　普通光学显微镜的基本结构

机械系统包括镜座、镜臂、载物台及台上的标本推进器、镜筒、物镜转换盘、升降调节器等，主要起支撑、固定镜头、调节物像焦距、搁置和移动标本的作用。

光学系统主要包括物镜、目镜和照明装置（反光镜、聚光器和光圈）等部件。目镜又称接目镜，起着将物镜所放大的物像进一步放大的作用。每台显微镜通常配置 2～3 个不同放大倍率的目镜，常见的有 5×、10×和 15×（×表示放大倍数）的目镜，可根据不同的需要选择使用，最常使用的是 10×目镜。物镜也称接物镜，每台光镜一般有 3～4 个不同放大倍率的物镜，每个物镜由数片凸透镜和凹透镜组合而成，是显微镜最主要的光学部件，决定着光镜分辨率的高低。常用物镜的放大倍数有 10×、40×和 100×等几种。一般将 10×的物镜称为低倍镜（而将 5×以下的叫做放大镜），将 40×的称为高倍镜，将 100×的称为油镜（这种镜头在使用时需浸在镜油中）。在每个物镜上通常都刻有能反映其主要性能的参数，主要有放大倍数和数值孔径（如 10/0.25、40/0.65 和 100/1.25），该物镜所要求的镜筒长度和标本上的盖玻片厚度（160/0.17，单位：mm）等，另外，在油镜上还常标有“油”或“Oil”的字样。

【普通光学显微镜油镜的原理】

油镜在使用时需要用香柏油或石蜡油作为介质，这是因为油镜的透镜和镜孔较小，而光线要通过载玻片和空气才能进入物镜中，玻璃与空气的折光率不同，使部分光线产生折射而损失掉，导致进入物镜的光线减少，而使视野暗淡，物像不清。在玻片标本和油镜之间填充折射率与玻璃近似的香柏油时（玻璃和香柏油的折射率分别为 1.52、1.515，空气为 1.0），可减少光线的折射，增加视野亮度，提高分辨率（图 1-2）。

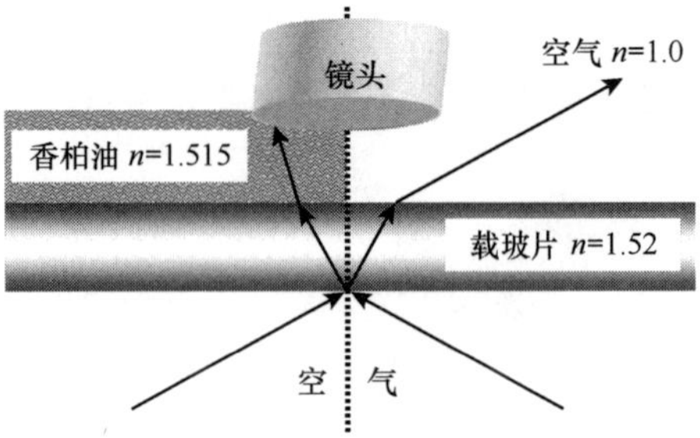

图 1-2　显微镜油镜原理示意图

【材料】

示教标本片，香柏油，擦镜纸，无水乙醇。

【普通光学显微镜油镜的使用方法】

1. 准备　将显微镜小心地从镜箱中取出（移动显微镜时应以右手握住镜臂，左手托住镜座），放置在实验台的偏左侧，以镜座的后端离实验台边缘 6～10cm 为宜。首先检查显微镜的各个部件是否完整和正常。

2. 对光　打开实验台上的工作灯（如果是自带光源显微镜，应该打开显微镜上的电源开关），转动粗调螺旋，使镜筒略升高（或使载物台下降），调节物镜转换器，使低倍镜转到工作状态（即对准通光孔），当镜头完全到位时，可听到轻微的扣碰声。打开光圈并使聚光器上升到适当位置（以聚光镜上端透镜平面稍低于载物台平面的高度为宜）。然后用左眼向着目镜内观察（注意两眼应同时睁开），同时调节反光镜的方向（自带光源显微镜，调节亮度旋钮），使视野内的光线均匀、亮度适中。

3. 标本观察

（1）将标本片平放在载物台上，用玻片夹固定，先用低倍镜找到标本位置，在标本处滴加一滴香柏油，将物镜转换至油镜。

（2）从侧面观察，逆时针旋转粗调螺旋，使载物台缓慢上升，当油镜镜头浸入香柏油内且接近标本片表面时，从目镜观察，用细调螺旋反向调节至清晰图像。

4. 维护 观察完毕，取下标本片，立即以擦镜纸滴加少许无水乙醇拭去镜头上的油，再用干擦镜纸擦干。注意手法轻柔，并沿着镜头直径方向擦拭。

【注意事项】

1. 搬动显微镜时，应左手持镜臂，右手托镜座，轻拿轻放。

2. 观察染色标本时，必须按顺序先用低倍镜再用油镜，特别是在使用油镜时，切不可使用粗调螺旋向下旋以免物镜压碎玻片，损伤镜头。调节粗调螺旋时，动作要轻，侧面观察镜头和玻片的距离，注意勿使镜头与玻片猛烈接触。

3. 使用显微镜油镜观察染色标本时，光线宜强，可上升集光器，开大光圈，光源调亮。观察不染色标本时，光源宜弱，可下降集光器，缩小光圈，光源调暗。

4. 标本片干后滴加香柏油，以免形成气泡，香柏油要适量，不宜过多或过少。

5. 显微镜使用完毕，将三个接物镜转成“八”字形，集光器下降，罩好镜套，对号放入显微镜箱内。

第二章　实　　验

第一节　细菌标本的显微镜检查法

一、细菌不染色标本的显微镜检查法——细菌的动力观察

【目的】

了解细菌动力的显微镜检查方法，观察有鞭毛菌与无鞭毛菌运动的特点。

【原理】

鞭毛是细菌的运动器官，观察细菌有无动力（即有无鞭毛）可鉴别细菌。检查生活状态下细菌的生长与运动，常常通过细菌的不染色标本来进行观察，常用悬滴法和压滴法。有鞭毛的细菌运动称真正运动，也称固有运动，其特点是细菌从一个地方游到另一个地方，亦可做定向运动。无鞭毛的细菌无真正运动的能力，只在液体环境中进行原位颤动呈布朗运动。

（一）悬滴法

【材料】

1. 细菌　枯草芽孢杆菌，金黄色葡萄球菌 8～12h 肉汤培养物。

2. 其它　凹玻片，盖玻片，凡士林，接种环等。

【方法】

1. 取一张凹玻片，于凹窝周围涂少许凡士林（图 2-1）。

2. 用接种环蘸取枯草芽孢杆菌或金黄色葡萄球菌 8～12h 培养物，置于盖玻片中央。

3. 反转凹玻片，使凹玻片的凹窝对准盖玻片中央，盖于其上，轻压后，迅速翻转盖玻片向上。

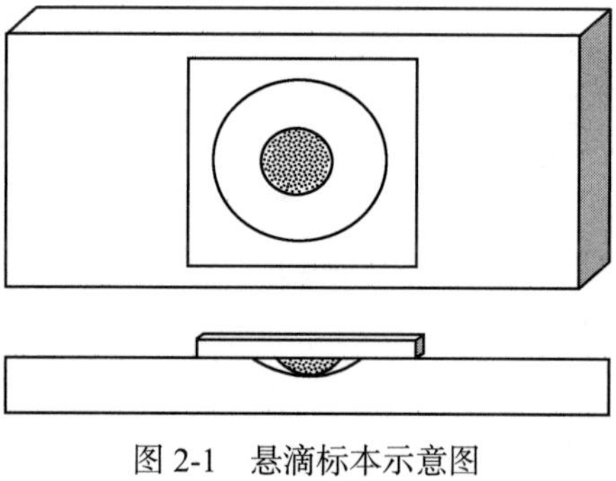

图 2-1　悬滴标本示意图

4. 先用低倍镜找到悬滴的边缘，换油镜观察。由于菌体是透明的，镜检时可适当缩小光圈或降低集光器使视野变暗，便于观察。

【结果】

有鞭毛的枯草芽孢杆菌可看到活跃的运动，而无鞭毛的金黄色葡萄球菌做布朗运动。

【注意事项】

1. 检查细菌运动的凹玻片和盖玻片都要洁净无油，否则将影响细菌的运动。

2. 有鞭毛的细菌在幼龄时具有较强的运动力，衰老的细菌鞭毛易脱落，故观察时宜选用幼龄菌。

3. 镜检时要仔细辨别是细菌的运动还是分子运动（即布朗运动）。

（二）压滴法

【材料】

1. 细菌 枯草芽孢杆菌，金黄色葡萄球菌 8～12h 肉汤培养物。

2. 载玻片，盖玻片，接种环等。

【方法】

1. 用接种环取菌液 2～3 环，置于载玻片中央。

2. 用镊子夹好盖玻片，覆盖于菌液上，在放置时，先将盖玻片一端接触菌液，缓缓放下，以不产生气泡为佳。

3. 先以低倍镜找好位置，再以油镜观察。

【结果】

与悬滴法相同，有鞭毛的枯草芽孢杆菌可看到活跃的运动，而无鞭毛的金黄色葡萄球菌做布朗运动。

【注意事项】

1. 标本容易干涸，不宜长时间观察。

2. 制片时菌液不可加得太多，过多的菌液会在盖玻片下流动，因而在视野内只见大量的细菌朝一个方向运动，从而影响了对细菌正常运动的观察。

二、细菌染色标本检查法——革兰氏染色法

【目的】

1. 掌握细菌染色标本的制备，革兰氏染色法及其结果判断。

2. 熟悉革兰氏染色法的意义。

【原理】

细菌染色法是细菌形态学检查的一项基本技术。由于细菌个体微小，无色半透明，直接在显微镜下不易观察，经适当染色增加反差后，才能在显微镜下观察到清晰的图像。细菌的染色法分为单染法和复染法，单染法是在染色过程中只需一种染料，复染法需两种或两种以上的染料。

革兰氏染色法（Gram staining）是细菌学中最常用的一种复染法，它是1884年由丹麦病理学家Christain Gram创立的。通过革兰氏染色法不仅可以观察细菌的形态和排列方式，还可根据染色结果将细菌分成革兰氏阳性菌与革兰氏阴性菌两大类，有助于细菌的鉴别，同时还为判断细菌的致病性和选用抗菌药物提供了依据。目前关于革兰氏染色法的原理存在三种假说：

1. 通透性学说　革兰氏阳性菌细胞壁结构较致密，肽聚糖层厚，脂质含量少，乙醇不易透入，菌体不易被脱色，仍保留紫色；革兰氏阴性菌细胞壁结构疏松，肽聚糖层薄，含大量脂质，乙醇易渗入，菌体被脱色后复染成红色。

2. 等电点学说　革兰氏阳性菌等电点（pI 2～3）比革兰氏阴性菌（pI 4～5）低，在相同pH条件下，革兰氏阳性菌所带负电荷比革兰氏阴性菌多，故与带正电荷的结晶紫染料结合牢固，不易脱色。

3. 化学学说　革兰氏阳性菌菌体含大量核糖核酸镁盐，可与碘、结晶紫牢固结合，使已着色的细菌不易被乙醇脱色；革兰氏阴性菌菌体含核糖核酸镁盐很少，故易被脱色。

【材料】

1. 菌种　表皮葡萄球菌、大肠杆菌混合菌液。

2. 试剂　革兰氏染色液一套（结晶紫、碘液、95%乙醇溶液、沙黄各一瓶）。

3. 其他　载玻片，生理盐水，接种环，酒精灯等。

【方法】

1. 制片

（1）涂片：取洁净载玻片一张，按无菌操作法用接种环取表皮葡萄球菌、大肠杆菌混合菌液一环，置于载玻片中央，涂抹成约1cm直径的菌膜，厚度适宜均匀。

（2）干燥：将涂片置于桌面上，在室温下让其自然干燥；或将涂有细菌的一面朝上，在酒精灯火焰上方慢慢烘干，但切勿紧靠火焰，防止细菌烤焦或载玻片碎裂。

（3）固定：手持载玻片的一端，涂有细菌标本的一面朝上，将载玻片在酒精灯火焰外层（最热部分）来回快速通过 3 次，使涂抹的细菌固定于载玻片上。固定的目的是杀死细菌，使菌体蛋白凝固与玻片黏附较牢，防止被洗脱；改变对染料的通透性（一般染料难于进入活细胞内）以利其穿透着色；同时保持细菌原有的形态和结构。

2. 染色

（1）初染：将载玻片置于染色架上，加结晶紫染液 2～3 滴于载玻片标本上，使染液布满涂有标本的范围，染 10s 后用水冲洗，并将标本片上的残水甩净。

（2）媒染：滴加碘液 2 滴，染 10s 后用水冲洗，并将标本片上的残水甩净。

（3）脱色：加数滴 95%乙醇溶液于标本片上，频频摇晃，至无紫色液体脱下为止（约 30s），用水冲洗，甩去标本片上的残水。

（4）复染：滴加沙黄染液，染 10s 后用水冲洗，再用吸水纸吸干。

3. 镜检　使用显微镜油镜观察。

【结果】

革兰氏阳性菌被结晶紫着色后不易被乙醇脱色，故染成紫色；革兰氏阴性菌被结晶紫着色后易被乙醇脱色，故被沙黄染液复染成红色。表皮葡萄球菌被染成紫色，为革兰氏阳性菌；大肠杆菌被染成红色，为革兰氏阴性菌。

【注意事项】

1. 标本片不能涂得太薄或太厚，以免影响观察结果。

2. 革兰氏染色成败的关键在于脱色时间。如脱色过度，革兰氏阳性菌也可被脱色而被误认为是革兰氏阴性菌；如脱色时间过短，革兰氏阴性菌也会被认为是革兰氏阳性菌。脱色时间的长短还受涂片厚薄、脱色时载玻片晃动的快慢及 95%乙醇溶液用量多少等因素影响，难以严格规定。

【附录】　细菌特殊结构的染色法

（一）鞭毛染色法（魏曦染色）

【原理】

细菌的鞭毛极细，直径一般为 10～20nm，只有用电子显微镜才能观察到。但是，如采用特殊的染色法，则在普通光学显微镜下也能看到它。鞭毛染色方法很多，但其基本原理相同，即在染色前先用媒染剂处理，让媒染剂沉积在鞭毛上，使鞭毛直径加粗，然后再进行染色。常用的媒染剂由丹宁酸和氯化铁或硫酸钾铝等配制而成。

【材料】

1. 细菌 变形杆菌琼脂平板，硝酸银鞭毛染色液（媒染剂、硝酸银各一瓶）培养物。

2. 其它 载玻片，无菌蒸馏水，接种环，酒精灯等。

【方法】

（1）媒染剂配制：2mL 饱和硫酸钾铝溶液，5mL 50g/L 石炭酸液和 2mL 200g/L 鞣酸液混合。临用时加 1mL 碱性品红乙醇饱和液混合后过夜，次日过滤后使用，3 天内使用效果最好。

（2）染色方法：取孵育了 12～16h 的变形杆菌琼脂平板培养物接种到无菌蒸馏水试管中，使菌液轻度浑浊。将该试管放在 37℃恒温箱中静置 10min（放置时间不宜太长，否则鞭毛会脱落），让幼龄菌的鞭毛充分松展开。然后取一环菌液轻轻滴在玻片上形成薄膜，勿研磨和摇动，自然干燥（勿用酒精灯加热固定）。加媒染剂数滴，染色 4～6min，用无菌蒸馏水冲洗，再用硝酸银鞭毛染液冲洗掉载玻片上残余水滴，然后使硝酸银鞭毛染液充满整个标本区，染色 30～60s，用无菌蒸馏水冲洗，自然干燥后镜检。

【结果】

可见菌体呈淡红色，鞭毛呈深红色。

（二）荚膜染色法（Hiss 硫酸铜法）

【原理】

荚膜是包围在细菌胞外的一层黏液状或胶质状物质。荚膜含水分多，疏松且较薄，受热易失水变形。荚膜不易染色，通常用衬托染色法（负染色法）染色，使菌体和背景着色，将不着色的荚膜衬托出来，在菌体周围形成一透明区。由于荚膜富含水分，制片时应自然干燥，不可以加热固定，避免加热蒸发，影响观察。

【材料】

1. 细菌 经小鼠腹腔内传代培养的肺炎链球菌。

2. 试剂 结晶紫乙醇饱和液，无菌蒸馏水，20%硫酸铜水溶液。

3. 其他 载玻片，生理盐水，接种环，酒精灯等。

【方法】

（1）染液：结晶紫乙醇饱和液 5mL 加无菌蒸馏水 95mL，混匀；20%（200g/L）硫酸铜水溶液。

（2）染色方法：将小鼠腹腔内传代培养的肺炎链球菌进行涂片，自然干燥（无需加热固定以免荚膜皱缩）。先滴加结晶紫染液，染色 1～2min，不要用水洗，直接用 20%硫酸铜水溶液冲洗，干燥后镜检。

【结果】

菌体和背景呈紫色，菌体周围有一圈淡紫色或无色的透明区（荚膜）。

（三）芽孢染色法

【原理】

芽孢壁厚、透性低，不易着色，着色后又不易洗脱，因此，先用弱碱性染料如石炭酸品红在加热条件下进行染色，加热使染料不仅可以进入菌体，还可以进入芽孢，进入菌体的染料可经水洗脱色，而进入芽孢的染料则难以洗脱，若再用碱性亚甲蓝复染，则菌体和芽孢分别染成蓝色和红色，易于区分。

【材料】

1. 细菌　破伤风梭菌 48～72h 培养物。

2. 试剂　石炭酸品红染液，碱性亚甲蓝染液，95%乙醇溶液。

3. 其他　载玻片，接种环，酒精灯等。

【方法】

将破伤风梭菌培养物制成涂片，干燥后加热固定，加数滴石炭酸品红染液，微加热染色 5min，冷却后用蒸馏水冲洗，用 95%乙醇溶液脱色 2min，用蒸馏水洗，再加数滴碱性亚甲蓝染液复染 30s，水洗，干燥后镜检。

【结果】

菌体被染成蓝色，芽孢染成红色。

第二节　细菌的基本形态和特殊结构观察

【目的】

认识和熟悉细菌的基本形态及特殊结构的特点。

【材料】

1. 细菌的基本形态示教片　葡萄球菌、大肠杆菌、霍乱弧菌革兰氏染色示教片。

2. 细菌的特殊结构示教片　伤寒沙门菌鞭毛染色、肺炎链球菌荚膜染色、破伤风梭菌芽孢特殊染色示教片。

【方法】

在普通光镜的油镜下观察细菌的形态、大小、排列方式及染色特性、特殊结构。

【结果】

1. 细菌基本形态观察

（1）葡萄球菌：菌体呈紫蓝色，革兰氏阳性菌；圆球形，常呈葡萄串状排列。

（2）大肠杆菌：菌体呈红色，革兰氏阴性菌；杆状、两端钝圆，分散排列。

（3）霍乱弧菌：菌体呈红色，革兰氏阴性菌；弧形或逗点状，分散排列。

2. 细菌特殊结构观察

（1）伤寒沙门菌鞭毛染色：菌体杆状呈深红色，鞭毛呈淡红色，细长呈波状弯曲，周生鞭毛。

（2）肺炎链球菌荚膜染色：背景和菌体染成紫色，菌体成双排列，周围有一圈淡紫色或无色区域（即荚膜）。

（3）破伤风梭菌芽孢特殊染色：菌体杆状呈蓝色，顶端可见一个正圆形、红色芽孢，呈“鼓槌状”或“火柴棒状”。

【注意事项】

1. 观察示教片时，注意细菌的形态、大小、排列方式、染色特性。

2. 注意荚膜与菌体的颜色区别、荚膜厚度；鞭毛和菌体的颜色区别、鞭毛的位置；芽孢的颜色、形态、大小、位置和菌体的颜色区别。

第三节　细菌的人工培养

【目的】

1. 掌握细菌常用培养基的种类及用途。

2. 熟悉细菌常用培养基的制备过程，基本接种方法及细菌的生长现象。

3. 熟悉无菌操作技术。

4. 了解常用细菌基础培养基的基本成分、制备方法。

【原理】

人工培养细菌，首先要选择合适的培养基提供充足的营养物质、合适的酸碱度、适宜的温度和必要的气体等。培养基是根据细菌生长繁殖的营养需求用人工方法配制而成的营养基质，为细菌的生长提供能源、组成菌体的原料，调节代谢活动等。不同细菌对营养物质的需求各不相同，一般培养基的主要成分为蛋白质、糖类、盐类、水分等。另外，还有一些营养要求较高的细菌，还必须加入血液或血清、鸡蛋、维生素等其他营养物质。有时为了鉴别或抑制某些细菌，则可加入各种专用基质（如某种糖类、氨基酸等）、指示剂、染料等。

培养基按其物理性质可分为液体培养基、半固体培养基、固体培养基。按其成分和用途可分为普通培养基（基础培养基）、营养培养基、鉴别培养基、选择培养基和厌氧培养基等。

培养基主要用于分离和繁殖细菌、保存菌种、鉴定细菌、生产菌苗和抗生素以及细菌生理学的研究等。由于使用目的不同，故在接种技术和培养基的选择上有所不同。在培养基制备、细菌标本的接种和转种、培养等过程中必须严格执行无菌操作技术，避免杂菌污染培养基和实验室环境。

一、基础培养基的制备

（一）液体培养基（以普通肉汤培养基为例）

常用于细菌增菌培养以及部分细菌生化反应鉴定。其制作方法如下：

（1）称取去脂去腱绞碎的鲜牛肉500g，浸于1000mL蒸馏水中，在冰箱中冷藏一夜，次日取出煮沸30min，用纱布过滤，蒸馏水补足其量，（若用市售牛肉膏代替牛肉，用量为0.3%，即用牛肉膏3g加蒸馏水1000mL加热溶化），即为肉浸液。

（2）取肉浸液1000mL、氯化钠5g、蛋白胨10g混合加热溶化。

（3）调整pH为7.2～7.6，用滤纸过滤分装于中试管或三角烧瓶内，分装量约为1/4～1/3试管或烧瓶高度，塞紧棉塞。

（4）高压蒸汽灭菌121℃、20～30min。

（5）在37℃下恒温培养24h，确定无菌生长，方可使用。

（二）半固体培养基

主要用于观察细菌的动力、短期保存菌种。通常取普通肉汤培养基100mL，加入琼脂0.3～0.5g，加热溶化。调整pH为7.2～7.6，分装于小试管内，每管约1.5～2mL（1/3试管高度），高压蒸汽灭菌后直立冷凝即成。须在37℃下恒温培养24h，确定无菌生长，放入4℃冰箱中冷藏备用。

（三）固体培养基

分为普通琼脂斜面培养基和普通琼脂平板培养基（简称平板），前者常用于纯培养和长期保存菌种，后者则主要用于细菌的分离培养和药敏试验等。

制备普通琼脂斜面培养基时，取普通肉汤培养基100mL，加入琼脂2～3g，加热溶化，用蒸馏水补足失去水分，调整pH为7.2～7.6后，过滤后分装至试管中，高压蒸汽灭菌。一般制作普通琼脂斜面培养基时，每只15mm×150mm的试管，约装5mL（1/4～1/3试管高度），如制作深层培养基，每只20mm×220mm的试管约装12～15mL。在实验台上放1支长0.5～1m的木条，厚度约为1cm。灭菌后趁热将试管头部枕在木条上，使管内培养基自然倾斜，凝固后即成普通琼脂斜面培养基。而制备普通琼脂平板培养基时，按相同配方称取，熔化过滤后，高压蒸汽灭菌，趁热取出后，稍冷却，无菌操作倾入灭菌培养皿，根据培养皿直径不同，倾倒量也不同，但每块平皿培养基厚度约为 4mm，冷却后即为普通琼脂平板。在 37℃下恒温培养 24h，确定无菌生长后，方可使用。

（四）注意事项

1. 称量蛋白胨时要迅速，防止吸潮。

2. 培养基熔化时要不断搅拌以防烧焦。

3. 针对不同的培养基要调节合适的 pH。

4. 灭菌后培养基要及时处理，防止凝固或污染。

5. 培养基灭菌后必须在 37℃下恒温培养 24h，确定无菌生长，方可使用。

6. 培养基制作后，其贮藏时间有一定限制，一般在 4℃下保存不超过一周。如超过该时间，可重新高压灭菌后使用（但含糖较多培养基不建议反复高压灭菌使用，以防糖降解，影响培养）。

二、常用细菌接种方法与生长现象观察

（一）常用细菌培养的接种用具

【材料】

接种针、接种环和接种铲，其中接种针和接种环是微生物学实验中最常用的接种工具（图 2-2）。

接种针、接种环和接种铲，均由三部分组成：针、环、铲，铝制金属杆和手持绝缘柄。

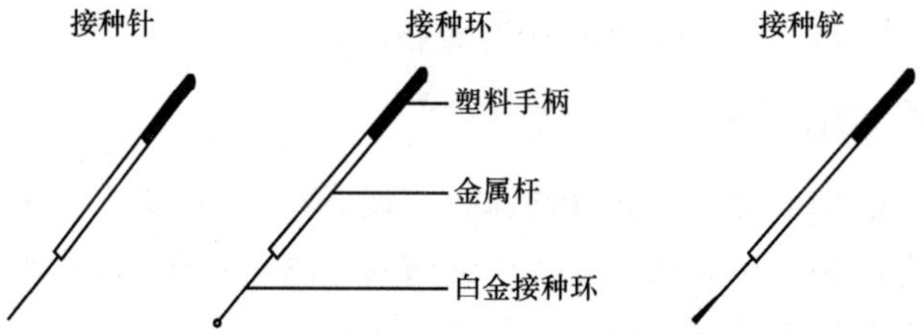

图 2-2　常用细菌培养基接种工具

【方法】

在无菌条件下，用经过灭菌的接种工具，将含菌标本接种于培养基上的过程称为无菌操作。

手握绝缘柄，斜持接种环（或接种针、接种铲），将其金属丝部分放在酒精灯外焰中烧红，金属杆部分通过火焰三次，待冷却后才可取标本接种。接种完毕后，再次灼烧灭菌后置于架上，以免灼焦实验台面及其他物品（图 2-3）。

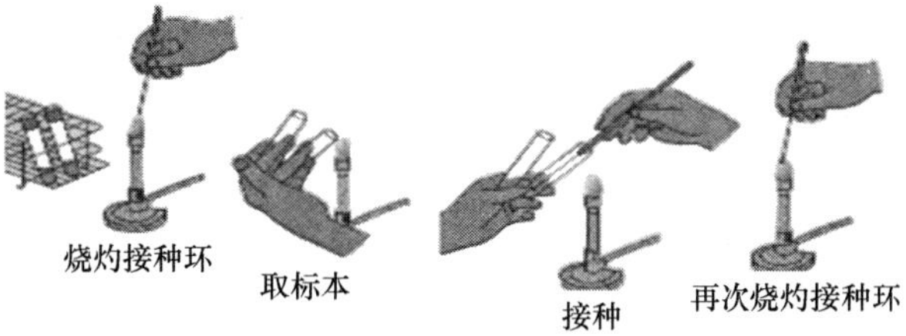

图 2-3　无菌操作

（二）常用培养基接种方法及生长现象观察

●液体培养基

【材料】

液体培养基、接种环、酒精灯、葡萄球菌斜面培养物等。

【方法】

1. 左手斜握含菌管和待接种管下端，管口平齐，右手斜持接种环，以小指和掌部夹住含菌管塞，小指与无名指夹住待接种管塞，在酒精灯火焰旁拔开，并将管口通过酒精灯火焰灭菌。

2. 将烧灼灭菌后的接种环插入含菌管取菌少许后，立即插入待接种管，在向上液面的管壁处轻轻研磨，直立试管后使细菌均匀混合于培养基中，盖好试管塞（图 2-4）。

3. 置于 37℃温箱中培养 18～24h，观察细菌的生长情况。

【生长现象】

有的菌呈浑浊生长，如葡萄球菌；有的菌呈表面生长而在液体表面形成菌膜，如结核杆菌；有的菌呈沉淀生长，如溶血性链球菌。

●半固体培养基

【材料】

半固体培养基，枯草芽孢杆菌斜面培养物，葡萄球菌斜面培养物，接种针等。

【方法】

（1）含菌管与待接种管握法，同液体培养基。

（2）将取菌后的接种针，垂直刺入半固体培养基中心，深达半固体培养基的

2/3 处，然后沿原路拔出接种针，盖好试管塞（图 2-5）。在刺入与拔出时不可晃动接种针。

（3）置于 37℃温箱中培养 18～24h，观察细菌的生长情况。

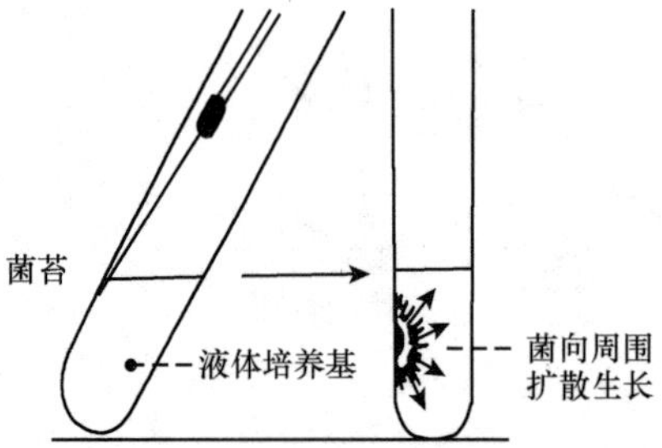

图 2-4　液体培养基接种

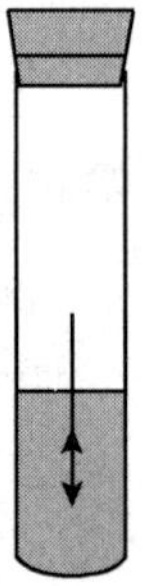

图 2-5　半固体培养基接种

【生长现象】

无鞭毛的细菌沿穿刺线生长，穿刺线周围培养基不出现浑浊，动力阴性；有鞭毛的细菌沿穿刺线扩散生长，穿刺线周围培养基出现浑浊，动力阳性。

●固体斜面培养基

【材料】

固体斜面培养基，接种环，斜面培养物等。

【方法】

（1）含菌管与待接种管握法，同液体培养基。

（2）将取菌后的接种环，从固体斜面培养基底部的中间上行划一条直线，再用接种环从底部轻轻向上连续平行划线至斜面顶端，抽出接种环，盖好（图 2-6）。

（3）置 37℃温箱培养 18～24h，观察细菌的生长情况。

【生长现象】

培养基斜面上多形成菌苔。

●固体平板培养基接种

平板划线法是通过在平板上划线，将混杂的细菌在平板表面分散开来，使单个细菌能固定在某一点上，经培养生长后形成单个菌落，以达到分离获得纯种细菌的目的。主要有两种常用方法：连续划线法和分区划线法。

连续划线法：

主要用于检查含菌量较少的标本。

【材料】

待检标本（或细菌培养物）、棉拭子、普通琼脂平板培养基、接种环、酒精灯等。

【方法】

1. 左手持握普通琼脂平板培养基底部，拇指推开平皿盖，尽量靠近火焰，皿盖打开尽量小，以免空气中的细菌落入培养基。

2. 先用接触过待检标本的棉拭子在平板一端边缘处反复涂抹，再用烧灼灭菌的接种环从棉拭子涂抹的起始处向下连续划线至平板末端（图 2-7）。

3. 盖好平皿盖，置于 37℃温箱中培养 18～24h，观察细菌的生长情况。

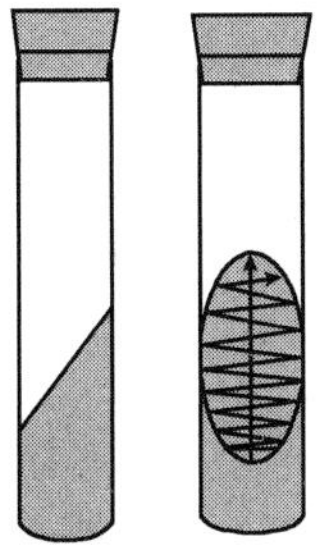

图 2-6　固体斜面培养基接种

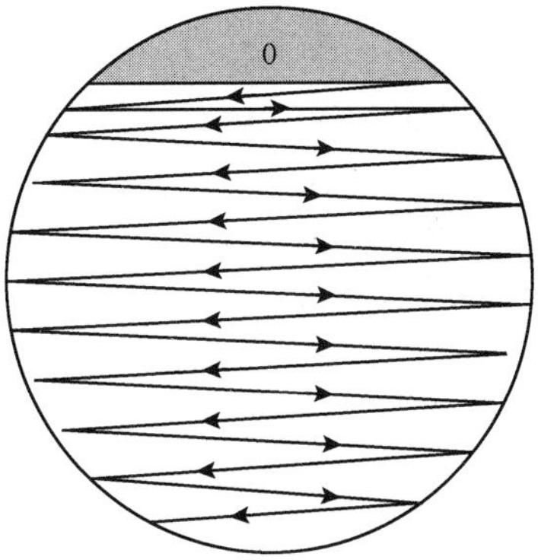

图 2-7　连续划线法

分区划线法：

主要用于检查含菌量较多的标本，最常用四分区划线法。

【材料】

待检标本（或细菌培养物）、棉拭子、普通琼脂平板、接种环、酒精灯等。

【方法】

1. 在普通琼脂平板培养基底面上用蜡笔做好菌名、班级、姓名、接种日期等标记。

2. 左手持握普通琼脂平板培养基，在酒精灯火焰左前上方 3～5cm 处，拇指向上托起平皿盖，先用接触过待检标本的棉拭子在普通琼脂平板培养基边缘处反复涂抹，即原始区“0”区。

3. 将普通琼脂平板培养基转动约 70°，接种环烧灼灭菌，待冷却后，在棉拭子涂抹处划不重复的“Z”字形线，通过 0 区 2～3 条线，划于下一区域，即 1 区。

4. 再次转动普通琼脂平板培养基，接种环烧灼灭菌，同法划 2 区。

5. 最后转动普通琼脂平板培养基，不烧灼接种环，通过 2 区 2～3 条线，划于最后的区域，即 3 区（图 2-8）。

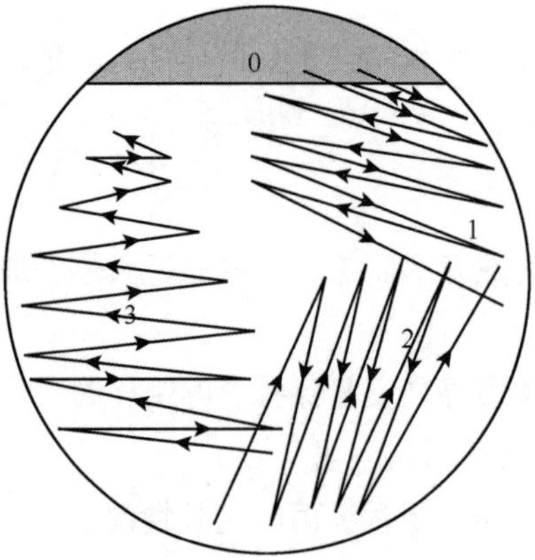

图 2-8　分区划线法

6. 盖好平皿盖，置于 37℃温箱中培养 18～24h，观察细菌的生长情况。

【生长现象】

用划线法接种，细菌在琼脂表面形成菌落（colony）。菌落是由单个细菌分裂、繁殖形成的肉眼可见的细菌集团。不同细菌菌落的特点不同，故菌落可用于鉴别细菌。

细菌的菌落一般分为三型：

1. 光滑型菌落（smooth colony，S 型菌落） 新分离的细菌大多呈光滑型菌落，表面光滑、湿润、边缘整齐。

2. 粗糙型菌落（rough colony，R 型菌落）　菌落表面粗糙、干燥、呈皱纹或颗粒状，边缘大多不整齐。

3. 黏液型菌落（mucoid colony，M 型菌落）　黏稠，有光泽，似水珠样。

三、细菌的分离培养

【材料】

待检标本（或细菌培养物）、棉拭子、普通琼脂平板、接种环、酒精灯等。

【方法】

分区划线法。

【结果】

0 区形成厚密菌苔，1、2 区菌量逐渐减少，3 区有单个菌落形成，即达到了分离培养的目的，观察并描述菌落特征。菌落特征从以下方面进行观察、描述：

1. 大小　直径用毫米（mm）表示。1mm 左右为小菌落；2～3mm 为中等大小菌落；3mm 以上为大菌落。

2. 形状　点状、圆形、卵圆形、不规则形状等。

3. 边缘　整齐、锯齿状、卷发状等。

4. 表面　凸起、扁平、中心凹陷；光滑、皱纹、湿润、干燥等。

5. 结构　均质性、颗粒状等。

6. 颜色　无色、白色、灰白色、红色、柠檬色、黄色、金黄色、绿色等。

7. 透明度　透明、半透明、不透明。

除此之外，若划线平板是血琼脂平板，还要观察菌落周围的溶血现象。

【注意事项】

1. 划 0 区和 1 区前，接种环要烧灼灭菌，划 2、3 区时，接种环不需要烧灼灭菌。

2. 每进行后一区域划线时，除了通过前一区域 2～3 条线外，接种环不要再接触前一区域的其余线，这样才能使细菌量越来越少，从而达到分离的目的。

第四节 细菌的分布

【目的】

1. 了解在自然界、正常人体体表及与外相通的腔道黏膜表面均有大量细菌的存在，从而帮助树立“有菌观点”，认识“无菌操作”的重要性。

2. 掌握食品或药品中细菌总数测定方法。

【原理】

微生物的分布十分广泛，在自然界、正常人体体表及与外相通的腔道黏膜表面均有大量细菌存在。通过对外界微生物的检查，了解微生物在自然界中的分布，从而树立“有菌观点”，认识“无菌操作”对于微生物学及医学实践的重要性。

一、空气中细菌的检测

【材料】

普通琼脂平板培养基，37℃温箱，特种蜡笔。

【方法】

取普通琼脂平板培养基一个，打开皿盖，让培养基暴露在空气中（可置于实验台上或需要检测的地方），30min 后盖好皿盖。另取一块普通琼脂平板培养基，不开盖作为对照。在两块皿盖上注明放置地点、实验日期、班级，放入 37℃温箱中培养 18～24h，观察培养基上的菌落数量及其特征并分析其意义。

【结果】

普通琼脂平板培养基表面可见多种大小和形态不同的菌落生长。对照普通琼脂平板表面未见菌落生长。

二、咽部细菌的检测

【材料】

血琼脂平板培养基，37℃温箱，特种蜡笔。

【方法】

打开血琼脂平板培养基皿盖，让培养基竖直朝向面部，放在离被检者口约 10～15cm 处，用力咳嗽数声（让飞沫落在培养基表面），盖好皿盖，注明被检者姓名、日期等，置于 37℃温箱中培养 18～24h，观察培养基上菌落特点。

【结果】

血琼脂平板培养基表面有菌落生长。

【注意事项】

有的菌落细小，注意观察菌落周围是否有包括草绿色不完全溶血在内的不同程度溶血现象。

三、皮肤表面细菌的检测

【材料】

普通琼脂平板培养基，37℃温箱，特种蜡笔。

【方法】

取普通琼脂平板培养基一个，在平板底部用特种蜡笔将平板划分为二，一侧为空白对照，另一侧让受试者用一个手指在平板表面轻轻涂抹，盖好皿盖，注明受试者姓名、日期等，置于 37℃温箱中培养 18～24h，观察平板上菌落特征。

【结果】

培养基表面有数量不同，大小和形态各异的菌落生长。

四、食品/药品中细菌总数的测定

【材料】

待检食品或药品，无菌生理盐水，普通琼脂平板培养基，无菌乳钵，“L”形玻棒，移液器，吸头等。

【方法】

1. 取待检食品或药品 10g 放于无菌乳钵中研碎，加无菌生理盐水 10mL（1g/1mL）稀释。

2. 用移液器吸取 1∶10 稀释液 1mL 注入盛有 9mL 无菌生理盐水试管中，混匀成 1∶100 稀释液。按同法依次稀释成 1∶1000、1∶10000 稀释液等备用。吸取不同浓度的稀释液时，每次必须更换吸头。

3. 用移液器吸取 2～3 个适当浓度的稀释液 0.1mL，分别注于琼脂表面，用“L”形玻棒涂匀。

4. 将所有普通琼脂平板培养基置于 37℃孵箱培养 18～24h 后，观察平板上菌落形态并计数。

【结果】

菌落计数及报告方法：

做普通琼脂平板培养基菌落计数时，可用肉眼观察，必要时用放大镜检查，以防遗漏。在记下各平板上的菌落数后，应求出同一稀释度的平均菌落数，供下一步计算时应用。在求同一稀释度的平均数时，若其中一个平板有较大片状菌落生长时，则不宜采用，而应以无片状菌落生长的平板作为该稀释度的平均菌落数。若片状菌落不到平板的一半，而其余一半中菌落数分布又很均匀，则可数此一半平板上的细菌菌落数乘以 2 代表全平板菌落数，然后再求该稀释度的平均菌落数。

各种不同情况下的计算方法：

（1）首先选择平均菌落数在 30～300 之间者进行计算，当只有一个稀释度的平均菌落数符合此范围时，则以该平均菌落数乘其稀释倍数作为报告结果（表 2-1 例 1）。

（2）若有两个稀释度，其平均菌落数在 30～300 之间，则应按两者菌落数总数之比值来决定。若其比值小于 2，应报告两个数的平均数，若大于 2 则报告其中较少的菌落总数（表 2-1 例 2、例 3）。

（3）若所有稀释度的平均菌落数均大于 300，则应按稀释度最高的平均菌落数乘以稀释倍数作为报告结果（表 2-1 例 4）。

（4）若所有稀释度的平均菌落数均不在 30～300 之间，则以最接近 300 或 30 的平均菌落数乘以稀释倍数作为报告结果（表 2-1 例 6）。

（5）菌落计数的报告：菌落数在 100 以内时按实际数报告，大于 100 时，采用二位有效数字，在二位有效数字后面的数值，以四舍五入方法计算，为了缩短数字后面的零数，也可用 10 的指数来表示（表 2-1“报告方式”栏）。在报告菌落数为“无法计数”时，应注明样品的稀释倍数。

表 2-1　稀释度选择及菌落总数报告方式

例次	不同稀释度的平均菌落数			两个稀释度菌落数之比	菌落总数（个/mL）	报告方式（个/mL）
	10^{-1}	10^{-2}	10^{-3}			
1	1365	164	20	—	16 400	16 000 或 1.6×10^4
2	2760	295	46	1.6	37 750	38 000 或 3.8×10^4
3	2890	271	60	2.2	27 100	27 000 或 2.7×10^4
4	无法计数	4650	513	—	513 000	510 000 或 5.1×10^5
5	272	11	5	—	270	270 或 2.7×10^2
6	无法计数	305	12	—	30 500	31 000 或 3.1×10^4

第五节 物理、化学因素对细菌的影响

【目的】

1. 掌握常用物理消毒灭菌法的原理、方法和实际用途。

2. 熟悉常用化学消毒剂的作用原理、种类、工作浓度及应用范围。

利用理化因素对细菌的影响进行消毒灭菌，以抑制或杀死外环境中及机体体表的微生物，是防止微生物污染或病原微生物传播的重要措施。常用有物理和化学消毒灭菌方法，但在实验微生物学和医学实践中，应针对不同的微生物污染对象，选用不同的消毒灭菌方法。

一、常用物理消毒灭菌法

（一）高压蒸汽灭菌法

【原理】

高压蒸汽灭菌是将待灭菌的物品放在一个密闭的加压灭菌锅内，通过加热，使灭菌锅隔套间的水沸腾而产生蒸汽。待水蒸气急剧地将锅内的冷空气从排气阀中驱尽，然后关闭排气阀，继续加热，此时由于蒸汽不能溢出，而增加了灭菌锅内的压力，随着压力升高，蒸汽的温度也相应升高，在 103.4kPa 蒸汽压下，温度达到 121.3℃，导致菌体蛋白质凝固变性，维持 15～20min，而达到杀灭包括细菌芽孢在内所有微生物的目的。常用于一般培养基、生理盐水、手术敷料等耐高温、耐湿物品的灭菌，但不足以灭活朊病毒。

【材料】

待灭菌营养肉汤培养基，高压蒸汽灭菌锅等。

【方法】

1. 首先将高压蒸汽灭菌锅内加入适量的水。切勿忘记加水，同时水量不可过少，以防灭菌锅烧干而引起炸裂事故。

2. 装入待灭菌营养肉汤培养基。注意不要装得太挤，以免妨碍蒸汽流通而影响灭菌效果。三角烧瓶与试管口端均不要与锅壁接触，以免冷凝水淋湿包口的纸而透入棉塞。

3. 加盖，将灭菌锅盖拧紧。

4. 打开电源，并同时打开排气阀，使水沸腾后水蒸气自排气阀排出以排除锅内的冷空气。待冷空气完全排净后，关上排气阀，让锅内的温度随蒸汽压力增加到逐渐上升。当锅内压力升到所需压力时，控制热源，维持压力至所需时间。常用 103.4kPa，121.3℃，20min 灭菌。

5. 灭菌所需时间到后，切断电源，让灭菌锅内温度自然下降，当压力表的压力降至“0”时，打开排气阀，打开盖子，取出灭菌物品。

6. 将灭菌后营养肉汤培养基置于 37℃下恒温培养 24h，确定有无菌生长，并分析结果。

【结果】

培养 24h 后培养基澄清透亮，无细菌生长。

【注意事项】

灭菌的主要因素是温度而不是压力。因此灭菌锅内冷空气必须完全排净后，才能关上排气阀，维持所需压力。另外压力一定要降到“0”时，才能打开排气阀，开盖取物。否则就会因灭菌锅内压力突然下降，使容器内的培养基由于内外压力不平衡而冲出烧瓶口或试管口，造成棉塞沾染培养基而发生污染，甚至灼伤操作者。

（二）紫外线杀菌法

【原理】

波长为 200～300nm 的紫外线（包括日光中的）均具有杀菌作用，其中波长为 265～266nm 的紫外线最易被细菌的核酸吸收，可使一条 DNA 链上两个相邻胸腺嘧啶共价结合形成二聚体，从而干扰 DNA 的复制与转录，导致细菌的变异或死亡。紫外线的穿透力较弱，可被普通的玻璃、纸张、尘埃等阻挡，故一般用于手术室、传染病病房、无菌实验室的空气消毒，或用于不耐热物品的表面消毒。

【材料】

大肠杆菌肉汤培养液、普通琼脂平板培养基、无菌棉拭子、无菌镊子、“工”字形灭菌纸片等。

【方法】

1. 用无菌棉拭子蘸取大肠杆菌肉汤培养液，采用连续密集“Z”字形划线法将细菌均匀涂布于整个普通琼脂平板培养基表面。

2. 用无菌镊子取一张“工”字形灭菌纸片置于涂菌的琼脂表面中央。

3. 另取无菌普通琼脂平板培养基一块作为对照，连同涂布细菌平板一起放入超净工作台，开启平皿盖，置于紫外线灯下照射 30min（距离紫外线灯管 1m 以内）。

4. 照射完毕后用无菌镊子揭去纸片，盖好平皿盖，做好标记，置于 37℃培养 18～24h，观察并分析结果。

【结果】

涂布细菌平板上出现“工”字形细菌生长区域，其余区域无细菌生长。对照平板无细菌生长。

【注意事项】

由于紫外线对皮肤和角膜有灼伤作用，因此使用紫外线灭菌时应注意防护。

（三）滤过除菌法

【原理】

滤过除菌是利用物理机械阻留的方法除去液体或空气中细菌、真菌，以达到无菌目的的方法。用于除菌的器具叫滤菌器，有的用滤板过滤，如蔡氏滤器、玻璃滤器等；有的用滤膜除菌，现在较多采用的是滤膜滤器，通常由硝酸纤维素制成。滤菌器依据滤膜孔径的大小分为 0.45μm、0.2μm、0.1μm 等多种规格，大于滤膜孔径的细菌等微生物不能穿过滤膜而被阻拦在膜上，与通过的滤液分离开而被除去。滤过除菌主要用于一些不耐高温的血清、毒素、抗生素的除菌，但是不能除去病毒和支原体、衣原体等。

【材料】

大肠杆菌肉汤培养液、无菌肉汤培养基、无菌注射器、0.45μm 无菌滤菌器、无菌试管、无菌镊子、酒精灯等。

【方法】

1. 取无菌注射器一支，吸取一定量的大肠杆菌肉汤培养液。

2. 用无菌镊子夹取无菌滤菌器，使滤菌器前端与无菌注射器相连。

3. 缓慢推动注射器内筒，使液体通过滤膜，用无菌试管收集滤液。

4. 将含菌的培养管与滤液收集管并列，肉眼观察过滤前后的菌液情况。

5. 将滤液接种于另一无菌肉汤培养基中，以 37℃培养 24h，观察有无细菌生长，以判断滤过除菌的效果。

【结果】

未过滤含菌肉汤培养液呈均匀浑浊；而经过过滤后的含菌肉汤培养液变得澄清透亮，经接种培养 24h 后无细菌生长。

【注意事项】

过滤时用力要均匀，不要过大，不要回抽注射器，以免滤膜破损，影响除菌效果。

（四）干烤法

【原理】

干烤箱是由双层铁板制成的长方形金属箱，外壁内面充以石棉等隔热材料，箱顶有孔，供放置温度计和空气流通之用。箱底有加热用电炉，另有鼓风机可加速箱内的冷热空气形成对流，使箱内的温度在短时间内即可达到一致。箱的旁侧有控制系统，用来调节和控制箱内温度。箱内有金属隔板，供放置灭菌物品用。此法可用于耐高温、耐干燥物品的灭菌，如玻璃、陶瓷器皿，非挥发性油类（如液状石蜡、凡士林等）也可用此法进行灭菌。

【材料】

待灭菌研钵、干烤箱。

【方法】

1. 将待灭菌的研钵清洁、包装好后，放入干烤箱内的隔板上，关烤箱门。

2. 通电加热，使烤箱内温度升高至 160～170℃以后，保持 2h，即可达到灭菌的目的。

3. 灭菌结束后，关闭电源以停止加热，待烤箱内温度降至 80℃以下方可打开烤箱门取物。

【注意事项】

1. 待灭菌的玻璃器皿切不可有水，有水的玻璃器皿在干热灭菌中容易炸裂。

2. 待灭菌物品不能堆得太满、太紧，以免影响温度均匀上升。

3. 待灭菌物品不能直接放在干烤箱底板上，以防止包装纸或棉花被烤焦。

4. 灭菌温度恒定在 160～170℃为宜。温度超过 180℃，棉花和包装纸将会被烤焦，甚至燃烧。

5. 降温时，需待温度自然降至 80℃以下才能打开烤箱门取出物品，避免玻璃门和烤箱内的玻璃器皿因骤冷而发生破裂。

二、常用化学消毒剂的消毒作用

【原理】

化学消毒剂的种类繁多，杀菌及抑菌机制各异，概括起来有：①促进菌体蛋白质变性或凝固；②干扰细菌的酶活性和代谢；③改变细菌的表面张力，破坏细胞壁，或改变细胞膜的通透性，使细菌溶解或破坏等。

【材料】

普通琼脂平板培养基、肥皂、某品牌皮肤消毒凝胶、碘含量为 4～6g/L 碘伏、无菌棉拭子、特种蜡笔等。

【方法】

1. 取普通琼脂平板培养基一个，在平板底部用特种蜡笔按照图 2-9 所示把平板分成六等份并分别标注。

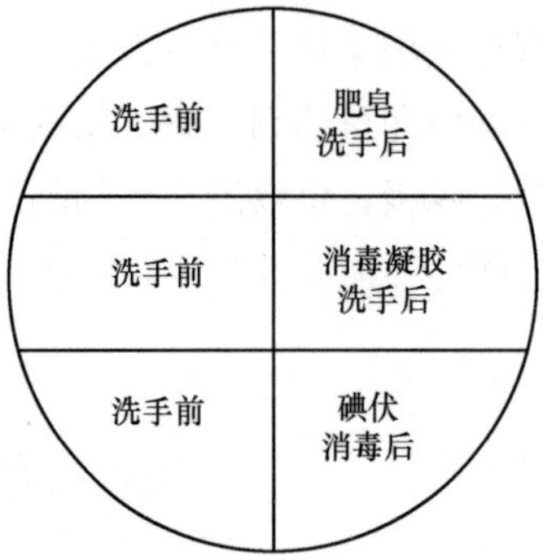

图 2-9 化学消毒剂消毒效果观察标注

2. 选择三名受试者，为保证消毒前后数据充分对比性，受试者可不洗手，但双手经目视不可有明显污垢（如指甲缝等）。

3. 每名受试者均选用右手食指为检测部位，先用手指分别在标注"洗手前"字样的培养基琼脂上轻轻按压涂抹。

4.选择肥皂受试者，按照七步洗手法用肥皂洗手后，再用无菌棉拭子擦拭干手指上水分后，用同一手指在标注有"肥皂洗手后"处轻轻按压涂抹；选择皮肤消毒凝胶受试者，按照七步洗手法用皮肤消毒凝胶洗手，稍干后，用同一手指在标注有"消毒凝胶洗手后"处轻轻按压涂抹；选择碘伏受试者，用无菌棉拭子蘸取少量碘伏，消毒右手食指皮肤后，在标注有"碘伏消毒后"处轻轻按压涂抹。

5. 盖好平皿，置于 37℃温箱中培养 18～24h，观察不同处理培养基表面细菌生长情况并进行分析讨论。

【结果】

洗手前区域培养基表面均有细菌生长，经不同化学消毒剂消毒处理后区域的培养基表面细菌数量明显减少，甚至无细菌生长。

【注意事项】

1. 注意无菌操作，尤其是用碘伏进行消毒时，以手指指腹为中心螺旋式外展消毒，不要污染中心区域。

2. 棉签浸泡不宜过湿或过干，应以消毒时皮肤上存在极薄的一层消毒液，而又不至于形成液滴滴下为宜。

3. 注意消毒剂打开时间不宜过长，否则会导致有效碘浓度降低，影响消毒效果。

第六节　生物因素对细菌的影响

【目的】

1. 掌握纸片琼脂扩散法（K-B 法）抗菌药药敏试验的原理、方法以及用途。

2. 了解噬菌体对宿主菌的特异性溶菌现象。

一、抗菌药物敏感性试验

【原理】

抗生素是由微生物（包括细菌、真菌、放线菌属）或高等动植物在生活过程中所产生的具有抑制或杀灭其他微生物或肿瘤细胞活性的一类次级代谢产物，其抗菌机制主要表现在影响细胞壁合成，损伤或破坏细胞膜，影响蛋白质合成和抑制核酸合成等方面。由于抗菌药物的不恰当使用，感染性疾病的病原体种类、致病性和对抗菌药物的敏感性发生变化，使经验性抗菌药物的治疗难以奏效。因此正确合理应用抗菌药物是提高疗效、降低不良反应发生率以及减少或减缓细菌耐药性发生的关键。目前常用的抗菌药物敏感性检测方法有稀释法、纸片琼脂扩散法（K-B 法）、E 试验以及全自动微生物分析仪等进行抗菌药物敏感性检测。

由 Kirby 和 Bauer 所建立的 K-B 纸片琼脂扩散法是各国临床微生物学实验室广泛采用的药敏试验方法。主要通过含有一定浓度抗菌药物的滤纸片，在培养基表面吸收水分后，抗菌药物均匀扩散，在纸片周围形成递减的浓度梯度。若待检菌的生长被抑制，则在纸片周围形成无菌生长的透明圈，即抑菌圈。在一定浓度范围内，抑菌圈大小与细菌对抗菌药物敏感性呈正比关系，抑菌圈越大，说明待检菌对被检抗菌药物越敏感。因此，根据抑菌圈直径的大小可测定细菌对此种药物的敏感程度，并且与该药对待检菌的最低抑菌浓度（MIC）呈负相关。此法适用于新药的初筛试验（初步判断药物是否有抗菌活性）及临床治疗时选用药物的参考。

【材料】

1. 菌种　待检菌斜面培养物。

2. 培养基　M-H 培养基。

3. 抗菌药物纸片　青霉素（P），链霉素（S），氯霉素（C）。

4. 其他　无菌生理盐水，无菌小试管，0.5 麦氏标准比浊管（相当于 1.5×10^8CFU/mL），无菌棉拭子，95%乙醇溶液，无菌镊子，游标卡尺，接种环，特种蜡笔等。

【方法】

1. 挑取待检菌斜面培养物接种于无菌生理盐水管中，校正菌液浓度至 0.5 麦氏标准（相当于 1.5×10^8CFU/mL）。

2. 在 M-H 培养基平板底部用特种蜡笔把平板分成三等份，分别标注“P”、“S”、“C”并注明班级、姓名、日期等。

3. 用无菌棉拭子蘸取菌液，在试管内壁旋转挤去多余菌液后，均匀涂布接种于 M-H 培养基琼脂表面。

4. M-H 培养基平板在室温下干燥 3～5min 后，用无菌镊子夹取含药纸片紧贴于相应区域中央（镊子需蘸 95%乙醇溶液烧灼三次以灭菌），盖上皿盖。

5. 置于 37℃培养箱内培养 18～24h，观察培养结果并用游标卡尺测量抑菌圈直径（mm），分析讨论待检菌对抗菌药物的敏感性。

【结果】

用游标卡尺测量、记录抑菌圈直径（以 mm 为单位），并参照表 2-2 判断待检菌对每种抗生素的敏感度。

表 2-2　纸片法药物敏感试验结果判断

抗生素	抑菌圈直径（mm）		
	耐药（R）	中等（I）	敏感（S）
青霉素	≤28	—	≥29
链霉素	≤11	12～14	≥15
氯霉素	<10	10～15	>15

【注意事项】

1. 质量控制用菌株常规用：金黄色葡萄球菌 ATCC 25923、大肠杆菌 ATCC 25922、铜绿假单胞菌 ATCC 27853。

2. 抗菌药物纸片的质量、接种菌量和菌龄、实验操作质量、抑菌圈测量工具的精度和质控菌株本身的药敏特性等均能影响本法测定结果的准确性和精密度。

3. 贴抗菌药纸片时，各纸片中心相距应大于 24mm，纸片距平板内缘应大于 15mm，相互之间不能靠得太近，以免相互干扰而影响抑菌圈直径的测量。

4. 抑菌圈的边缘以肉眼见不到细菌明显生长为限。

5. 每取一种抗菌药物纸片前后，均须先烧灼无菌镊子，并待稍冷后再取。

6. 灭菌镊子时，一定需待火焰熄灭后再浸入酒精瓶内，以免发生爆炸起火。

抗生素滤纸片的制备方法

1. 取直径为 0.6cm 圆形滤纸片，每 100 片置于一小平皿中，103.4kPa 灭菌 20min，再置于烤箱（60～100℃）烘干。

2. 取一定浓度的不同抗生素（表 2-3），分别注入装有无菌滤纸片的小平皿内，每 100 片加入 1mL 抗生素，浸泡半小时后，再置于 37℃温箱中干燥 2～3h。干燥后保存在冰箱冷藏备用，有效期约一年。

表 2-3 常用几种抗生素的浓度表

抗生素名称	浓度（每毫升）	标记字样/符号
青霉素	200μg	青（P）
链霉素	1mg	链（S）
红霉素	1mg	红（E）
卡那霉素	200μg	卡（K）
庆大霉素	40μg	庆（G）

二、噬菌体的噬菌作用

【原理】

噬菌体是一类专性寄生于细菌、放线菌、真菌等微生物内的“病毒”，其个体形态极其微小，用常规微生物计数法无法测得其数量。根据与宿主菌的关系，可分为毒性噬菌体和温和噬菌体。当毒性噬菌体侵染细菌后会迅速引起宿主细菌裂解，释放出大量子代噬菌体，然后它们再扩散和侵染周围细胞，最终使含有宿主菌的悬液由浑浊逐渐变澄清，或在含有宿主菌的平板上出现肉眼可见的空斑——噬菌斑，每一个噬菌斑是由一个噬菌体复制增殖裂解宿主菌后形成的。噬菌体具有高度的种特异性和型特异性，因此可通过噬菌体的溶菌作用来鉴定菌种、菌型，帮助诊断或治疗由相应细菌所引起的疾病。

【材料】

大肠杆菌噬菌体，大肠杆菌及金黄色葡萄球菌 18～24h 肉汤培养物，普通琼脂平板培养基，移液器和吸头，无菌“L”形玻棒，接种环等。

【方法】

1. 用移液器取 100μl 大肠杆菌菌液和金黄色葡萄球菌菌液分别置于普通琼脂平板培养基表面，再用无菌“L”形玻棒将菌液均匀涂布。

2. 将平板置于 37℃培养箱内，放置 15min，使平板表面菌液晾干。

3. 用接种环取大肠杆菌噬菌体分别点种于上述两个平板的中心。

4. 将平板置于 37℃培养箱培养 24h 后观察结果，并分析其意义。

【结果】

可见涂布大肠杆菌的平板表面中央处有一无菌生长的空斑，即噬菌斑，而涂布金黄色葡萄球菌的平板表面无此现象。

第七节　细菌的变异

【目的】

1. 掌握细菌耐药性变异的检测方法。

2. 熟悉细菌变异现象。

一、细菌的常见变异现象观察

（一）鞭毛变异（H-O 变异）

【原理】

将变形杆菌点种在普通琼脂平板培养基上时，培养后形成以菌接种部位为中心、同心圆形的层层波状菌苔，这种现象称为迁徙生长现象。出现此种现象是由于变形杆菌有鞭毛可扩散生长，且其生长有周期性的缘故。如果将变形杆菌点种在含有 0.1%石炭酸的培养基上，则不会出现迁徙现象，因为石炭酸抑制了鞭毛的形成。

【材料】

1. 含变形杆菌的普通琼脂斜面培养物一支。

2. 普通琼脂平板培养基和含 0.1%石炭酸的琼脂平板培养基各一块。

3. 接种环等。

【方法】

1. 用接种环挑取变形杆菌，分别在普通琼脂平板培养基和含 0.1%石炭酸的琼脂平板培养基的边缘位置上点种变形杆菌。

2. 将平板置于 37℃温箱内孵育 18～24h，观察变形杆菌的生长现象。

【结果】

在普通琼脂平板培养基上变形杆菌呈波状迁徙生长，含 0.1%石炭酸的琼脂平板培养基上的变形杆菌只在点种部位生长。

（二）细菌的菌落变异（S-R 变异）

【原理】

常见的细菌菌落有光滑型（smooth，S 型）和粗糙型（rough，R 型）两种。菌落变异，指细菌菌落从光滑状态转变为粗糙而皱缩的状态，前者称为 S 型，后者为 R 型。多数新分离的菌株，其菌落呈 S 型，但经人工培养基多次传代培养后，菌落变为 R 型，此为 S-R 变异。S-R 变异是一种全面的变异，除菌落形态发生改变外，其生化反应性、毒力和抗原性等也往往发生改变。

【材料】

1. 5%石炭酸溶液。

2. 普通琼脂平板培养基。

3. S 型大肠杆菌和 R 型大肠杆菌 18～24h 培养物。

【方法】

1. 大肠杆菌的诱变。将 5%石炭酸溶液加于普通琼脂平板培养基中，使终浓度为 0.05%～0.1%。接种 S 型大肠杆菌于琼脂平板上，置于 37℃温箱中培养 24h 后，取单菌落转种于另一块含有 0.05%～0.1%石炭酸的琼脂平板上，连续传代 5～6 代后即可变成 R 型。

2. 将 S 型和 R 型大肠杆菌分别接种于普通琼脂平板培养基上，置于 37℃温箱中培养 18～20h 后，仔细观察比较两种菌落的特点。

【结果】

在琼脂平板上，S 型菌落表面光滑、湿润，边缘整齐；R 型菌落表面粗糙，边缘不整齐，干燥，有皱纹。

（三）细菌的 L 型变异

【原理】

细菌在某些水解酶（如溶菌酶）或抗生素（如青霉素）的作用下，肽聚糖的合成受抑制导致不能形成完整的细胞壁，形成细胞壁缺陷型细菌，称为 L 型细菌。L 型细菌在低渗环境中易胀裂死亡，但在高渗、低琼脂含血清的培养基中仍能生长，2～7 天后形成中间厚、四周薄的“油煎蛋”样的细小菌落。

【材料】

1. 菌种　金黄色葡萄球菌肉汤培养物。

2. L 型细菌培养基　牛肉浸液 800mL，蛋白胨 20g，NaCl50g，琼脂 8g，pH7.4。高压蒸汽灭菌，温度降至 50℃左右时，加入无菌人血浆 200mL 后倾注平板。

3. 含新型青霉素Ⅱ的药敏纸片（40μg/片）、革兰氏染液和细胞壁染液。

4. 其他　“L”形玻棒、小镊子、吸管、玻片等。

【方法】

1. 取 L 型琼脂平板培养基 1 块，用吸管吸取金黄色葡萄球菌肉汤培养物一滴，点加于培养基的表面。

2. 用无菌的“L”形玻棒将金黄色葡萄球菌的菌液均匀地涂开。

3. 用灭菌的小镊子夹取新型青霉素Ⅱ的药敏纸片一片，贴于培养基中央。

4. 培养基置于37℃温箱内孵育，逐日观察抗生素纸片的周围，在抑菌圈内有无细菌L型菌的生长。

5. 用低倍镜观察L型细菌的菌落特点。如发现L型细菌菌落，取菌落中心涂片，分别做革兰氏染色和细胞壁染色，用油镜观察其形态和染色性。

【结果】

L型细菌的菌落呈油煎蛋样，菌落中心致密、较厚、透光度低，周边较疏松，由透明颗粒组成，较宽。

（四）细菌的耐药性变异

●青霉素酶试验

【原理】

耐药性金黄色葡萄球菌能合成青霉素酶，此酶可水解青霉素为青霉噻唑烯酸，其遇碘氧化，碘被消耗，碘-淀粉溶液从淡紫色变成白色。

【材料】

金黄色葡萄球菌耐青霉素菌株和金黄色葡萄球菌敏感菌株培养物、新鲜配制的青霉素液、碘-淀粉溶液、接种环、载玻片、滴管、酒精灯等。

【方法】

1. 取洁净载玻片一张，用记号笔划线将玻片分成实验侧和对照侧。

2. 载玻片两侧各滴加青霉素液一滴。

3. 接种环烧灼灭菌后，先后取金黄色葡萄球菌耐青霉素菌株和金黄色葡萄球菌敏感菌株分别与实验侧和对照侧的青霉素液混匀，使之成为浓稠菌液。

4. 两侧各滴加碘-淀粉溶液一滴，混匀观察。

【结果】

实验侧很快由紫色变为白色，对照侧仍然为紫色。

【注意事项】

必须在5min内观察结果，否则对照侧在空气氧化下也会变白。

第八节　细菌的致病性

【目的】

1. 掌握外毒素的毒性作用及抗毒素的保护作用。

2. 掌握鲎试验的原理和用途。

3. 熟悉卵磷脂酶试验的原理。

一、细菌外毒素的毒性作用

（一）细菌外毒素毒性作用及抗毒素中和试验

【原理】

外毒素为多数革兰氏阳性细菌分泌的致病物质，其毒性很强且具有组织选择作用，不同细菌外毒素的毒性作用不同，可引起特定的临床症状。外毒素的免疫原性较强，可诱导机体产生抗毒素。若预先给机体注射抗毒素，可有效中和外毒素的毒性作用，防止疾病的发生。

【材料】

1. 动物　小鼠。

2. 毒素和抗毒素　1：50（或 1：100）稀释的破伤风外毒素，破伤风抗毒素（200 单位）。

3. 器具　无菌注射器，棉拭子。

4. 试剂　2.5%碘伏，75%乙醇溶液。

【方法】

1. 取小鼠一只，腹腔注射破伤风抗毒素 0.2mL（200 单位），经 30min 后，于小鼠右腿肌内注射 1：50（或 1：100）稀释的破伤风外毒素 0.2mL。

2. 另取小鼠一只，不注射抗毒素，同样给小鼠右腿肌内注射 1：50 稀释的破伤风外毒素 0.2mL。

3. 将两只小鼠分别标记后，放入鼠缸内，逐日观察有无发病情况。

【结果】

预先注射抗毒素的小鼠表现正常。未注射抗毒素的小鼠出现尾部强直，注射外毒素侧的下肢麻痹，全身肌肉抽搐、强直性痉挛、角弓反张，1～2 日死亡。

（二）溶血毒素试验

【原理】

有些细菌可产生溶血毒素，能破坏哺乳动物的红细胞膜，发生溶血。

【材料】

金黄色葡萄球菌培养物，表皮葡萄球菌培养，血琼脂平板培养基，接种环等。

【方法】

1. 将金黄色葡萄球菌、表皮葡萄球菌分别划线接种于血琼脂平板培养基上。

2. 置于 37℃培养 18～24h，观察溶血情况。

【结果】

金黄色葡萄球菌菌落周围出现透明溶血环，即为溶血毒素阳性；表皮葡萄球菌菌落周围无透明溶血环，即为溶血毒素阴性。

二、内毒素测定——鲎试验

内毒素是革兰氏阴性菌主要的致病物质之一。临床工作中为了确定患者是否发生革兰氏阴性菌的感染及检测注射用液和生物制品是否有内毒素污染，都需要进行内毒素检测。临床上常用鲎试验来测定物品中的内毒素。

【原理】

鲎为一种海洋生物，其血液中变形细胞含有凝固酶原和凝固蛋白原，内毒素可激活凝固酶原使其成为凝固酶，凝固酶可使可溶性凝固蛋白原转变成为凝固蛋白而呈凝胶状态。鲎试剂为鲎变形细胞裂解产物，其与待测样品反应，经一定时间后观察试剂的凝固程度，可检测待检物品中有无内毒素存在。此方法可以测出极微量的内毒素（0.1～0.0001μg/mL），是一种快速、简单、敏感的检测内毒素的方法。

【材料】

鲎试剂，无热原的蒸馏水，标准内毒素（大肠杆菌内毒素含量 100ng/mL），无热原的吸管，37℃水浴箱等。

【方法】

1. 打开 2 支鲎试剂安瓿，各加入 0.1mL 无热原蒸馏水使之溶解，并编号。

2. 于 2 支安瓿中分别加入标准内毒素、无菌蒸馏水各 0.1mL。

3. 轻轻摇匀后，垂直放入 37℃水浴箱中，30～60min 后观察结果。

【结果】

＋＋　形成牢固凝胶，倾斜安瓿凝胶不动。

＋　形成凝胶，倾斜安瓿凝胶可变形。

–　不形成凝胶。

凡结果阳性者表示内毒素阳性。

三、侵袭性酶检测

卵磷脂酶试验

【原理】

产气荚膜梭菌可产生卵磷脂酶，又称 α 毒素，它能分解卵磷脂生成脂肪和可溶性磷酸胆碱。此毒素可破坏人和动物的细胞膜。在卵黄培养基上可以表现出分解卵磷脂的作用。

【材料】

1. 产气荚膜梭菌斜面培养物、生理盐水、普通琼脂培养基、新鲜鸡蛋。

2. 无菌吸管、平皿、三角瓶、厌氧培养装置等。

【方法】

1. 制备卵黄培养基 无菌操作，取鸡蛋卵黄置于三角瓶内，加入等量生理盐水摇匀，取 10mL 加到 50～55℃ 200mL 的普通琼脂培养基中，混匀后立即倾注平皿，每平皿约 15mL，待冷凝固。

2. 将产气荚膜梭菌点种于上述平板，直径为 1～2mm（亦可划线接种）。以 37℃厌氧培养 24h，取出观察。

【结果】

菌落周围形成乳白色浑浊区，即判定为卵磷脂酶阳性。

第九节 病原性球菌

【目的】

1. 掌握常见病原性球菌的形态、染色特点。

2. 掌握抗链球菌溶血素试验（ASO test）的原理和用途。

3. 熟悉葡萄球菌、链球菌的培养特性。

4. 熟悉肺炎链球菌和甲型溶血性链球菌的鉴别试验。

5. 熟悉脑膜炎奈瑟菌和淋病奈瑟菌的鉴别试验。

6. 熟悉病原性球菌的检验程序；熟悉金黄色葡萄球菌的鉴别要点。

一、常见病原性球菌的形态染色观察

【材料】

葡萄球菌、链球菌、脑膜炎奈瑟菌、淋病奈瑟菌及肺炎链球菌示教片，香柏油，普通光镜油镜。

【方法】

在油镜下观察5种常见病原性球菌形态染色示教片，观察时注意其形态结构、染色特性和排列方式。

【结果】

葡萄球菌：革兰氏染色法，G^+，呈球形或椭圆形，呈葡萄串状排列，亦可见单个散在排列。

链球菌：革兰氏染色法，G^+，呈球形或椭圆形，呈长链状或短链状排列，也可见成双或单个散在排列。

脑膜炎奈瑟菌：革兰氏染色法，G^-，呈肾形，常凹面相对、成双排列；多位于中性粒细胞胞浆内。

淋病奈瑟菌：革兰氏染色法，G^-，呈咖啡豆样，常凹面相对、成双排列；急性淋病者细菌多位于中性粒细胞内，慢性淋病者则细菌多位于中性粒细胞外。

肺炎链球菌：荚膜特殊染色法，菌体及背景呈蓝色，菌体呈矛头状，常成双排列，菌体周围可见未着色的透明区域，为荚膜。

二、葡萄球菌和链球菌的培养特性观察

不同细菌菌落特征不同，故观察菌落特征有助于鉴别细菌。

【材料】

金黄色葡萄球菌、表皮葡萄球菌、腐生葡萄球菌在普通琼脂平板培养基18～24h，血琼脂平板培养物；甲（α）型溶血型链球菌，乙（β）型溶血型链球菌，丙（γ）型链球菌在血琼脂平板培养物18～24h。

【方法】

观察葡萄球菌菌落时，注意观察菌落色素及血琼脂平板上的溶血现象。观察链球菌在血琼脂平板上的菌落特征，重点观察溶血现象。

【结果】

葡萄球菌：菌落均为中等大小，圆形、表面光滑、边缘整齐、不透明的光滑型菌落；金黄色葡萄球菌菌落呈金黄色，而表皮葡萄球菌和腐生葡萄球菌菌落呈白色或柠檬色（如菌落色素不易区别时，用白纸片蘸少许菌落有助于观察）。在血平板上的菌落除上述特征外，金黄色葡萄球菌菌落周围有透明溶血环（β-溶血），而其他葡萄球菌无溶血环。

链球菌：菌落较细小，为圆形、灰色、半透明的光滑型菌落。不同链球菌溶血性不同，甲型溶血性链球菌菌落周围形成较窄的草绿色溶血环（不完全溶血，α溶血），乙型溶血性链球菌有宽大、透明的溶血环（完全溶血，β 溶血），丙型链球菌不溶血（γ 溶血）。

三、常见病原性球菌的生化反应

（一）葡萄球菌的生化反应

●触酶试验

【原理】

某些细菌如葡萄球菌可产生过氧化氢酶（触酶），该酶可将过氧化氢分解为水和氧气，有气泡产生；链球菌不产生过氧化氢酶。故此试验可用于鉴别葡萄球菌属与链球菌属。

【材料】

18～24h 葡萄球菌普通琼脂平板培养物，载玻片，3%过氧化氢溶液，接种环等。

【方法】

取一张洁净载玻片，滴加 3%过氧化氢溶液 1～2 滴，用接种环挑取细菌在过氧化氢溶液中研磨。观察溶液变化。

【结果】

在 1min 内产生大量气泡为阳性。葡萄球菌试验结果为阳性。

【注意事项】

触酶试验不宜用血琼脂平板上的菌落，因红细胞内含有触酶，会出现假阳性反应；也不宜用陈旧培养物，因陈旧培养物可丢失触酶活性，而出现假阴性反应。故每次触酶试验一定要用阳性菌株和阴性菌株作对照。

●甘露醇发酵试验

【原理】

致病性葡萄球菌多数可分解甘露醇产酸，指示剂溴甲酚紫遇酸则由紫变黄，此为阳性；非致病性葡萄球菌不能分解甘露醇，溴甲酚紫不变色，仍为紫色，此为阴性。故此试验可用于鉴别致病性葡萄球菌与非致病性葡萄球菌。

【材料】

金黄色葡萄球菌和表皮葡萄球菌 24h 斜面培养物、甘露醇微量发酵管、接种针等。

【方法】

（1）无菌操作，用接种针分别挑取金黄色葡萄球菌和表皮葡萄球菌穿刺接种于甘露醇微量发酵管内。

（2）以 37℃培养 18～24h，观察发酵管颜色变化。

【结果】

由紫色变为黄色为阳性，仍为紫色者为阴性。致病性葡萄球菌多为阳性，而非致病性葡萄球菌多为阴性。

●血浆凝固酶试验

【原理】

致病性葡萄球菌能产生血浆凝固酶，包括游离凝固酶和结合凝固酶两种。游离凝固酶的作用与凝血酶原类似，在血浆中协同因子作用下被激活，使血浆中的可溶性纤维蛋白原变为不溶性的纤维蛋白，导致血浆凝固。结合凝固酶位于菌体表面，能与血浆中的纤维蛋白原结合，使纤维蛋白原变为纤维蛋白而使细菌凝聚。游离凝固酶采用试管法检测，结合凝固酶采用玻片法检测。血浆凝固酶试验是鉴定致病性葡萄球菌和非致病性葡萄球菌的重要试验。

【材料】

金黄色葡萄球菌 24h 斜面培养物，家兔（或人）血浆，生理盐水，载玻片，接种环等。

【方法】

1. 取一张洁净载玻片，将其划分为二，用接种环分别取 1～2 环新鲜兔（或人）血浆和生理盐水涂于载玻片上。

2. 分别挑取金黄色葡萄球菌与生理盐水、血浆混匀，立即观察结果。

【结果】

生理盐水侧液体浑浊，血浆侧细菌呈块状或颗粒状凝固，为血浆凝固酶试验阳性；反之，若细菌在血浆中呈均匀浑浊则为阴性。

●耐热核酸酶试验

【原理】

致病性葡萄球菌能产生一种耐热核酸酶，该酶可以分解 DNA，使含甲苯胺蓝核酸琼脂显示粉红色。非致病性葡萄球菌一般只能产生不耐热核酸酶，不能产生耐热核酸酶。故此试验是鉴别致病性葡萄球菌与非致病性葡萄球菌的一项重要试验。

【材料】

金黄色葡萄球菌和表皮葡萄球菌 24h 斜面培养物、甲苯胺蓝核酸琼脂、载玻片、接种环等。

【方法】

1. 将甲苯胺蓝核酸琼脂熔化，取 3mL 均匀浇在载玻片上，待琼脂凝固后打两个直径为 2mm 的孔。

2. 各孔分别滴一滴经 100℃水浴 3min 的金黄色葡萄球菌和表皮葡萄球菌培养物。

3. 以 35℃孵育 3h，观察孔外有无粉红色圈。

【结果】

金黄色葡萄球菌孔外出现粉红色圈，为阳性；表皮葡萄球菌孔外无粉红色圈，为阴性。

（二）链球菌的生化反应

●菊糖发酵试验

【原理】

大多数肺炎链球菌能发酵菊糖产酸，使培养基 pH 降低，培养基中的指示剂溴甲酚紫由紫色变为黄色。甲型溶血性链球菌不能发酵菊糖，则培养基颜色不发生变化。此试验对肺炎链球菌的鉴别有参考意义。

【材料】

肺炎链球菌培养物，甲型溶血性链球菌培养物，菊糖发酵微量反应管，接种针等。

【方法】

将被检菌分别接种于菊糖发酵微量反应管中，以 37℃培养 18～24h 观察结果。

【结果】

溶液颜色由紫色变为黄绿色为阳性，不变色为阴性。肺炎链球菌多为阳性，甲型溶血性链球菌为阴性。

●胆汁溶菌试验

【原理】

肺炎链球菌可产生自溶酶，胆汁或胆盐可激活自溶酶，促进细菌细胞膜破损或菌体裂解，产生溶菌现象；甲型溶血性链球菌不能产生自溶酶，则无溶菌现象。故此试验可用于鉴别肺炎链球菌和甲型溶血性链球菌。

【材料】

肺炎链球菌培养物，甲型溶血性链球菌培养物，10%去氧胆酸钠，血清肉汤培养基。

【方法】

1. 将肺炎链球菌和甲型溶血性链球菌分别接种于 1mL 血清肉汤中，以 37℃培养 18～24h。

2. 各试管分别加入 10%去氧胆酸钠 0.1mL，摇匀后置于 37℃水浴 15～30min 后观察结果。

【结果】

1. 菌液由浑浊变澄清为阳性，菌液仍浑浊为阴性。

2. 肺炎链球菌为阳性，甲型溶血性链球菌为阴性。

● Optochin 试验

【原理】

Optochin 即乙基氢化羟基奎宁（ethylhydrocupreine），可干扰肺炎链球菌的叶酸合成，从而抑制该细菌生长，故肺炎链球菌对 Optochin 敏感。而其他链球菌对其耐药。此试验可用于鉴别肺炎链球菌和甲型溶血性链球菌，前者为阳性，后者为阴性。

【材料】

肺炎链球菌棉拭子，甲型溶血性链球菌棉拭子，血琼脂平板培养基，Optochin 纸片（5μg/片），无菌镊子，游标卡尺等。

【方法】

1. 将待检菌均匀涂布于血琼脂平板培养基表面上。

2. 用无菌镊子夹取一张 Optochin 纸片（5μg/片）贴在培养基中央，以 37℃培养 18～24h，用游标卡尺测量抑菌圈直径。

【结果】

1. 抑菌圈直径≥20mm 为阳性，＜12mm 为阴性。

2. 肺炎链球菌为阳性，甲型溶血性链球菌为阴性。

（三）奈瑟菌的生化反应

●氧化酶试验

【原理】

奈瑟菌属的细菌可产生氧化酶（细胞色素氧化酶），该酶可通过细胞色素 c 将二甲基对苯二胺或四甲基对苯二胺氧化成红色的醌类化合物。此试验可用于鉴定奈瑟菌属的细菌。

【材料】

淋病奈瑟菌培养物、氧化酶试纸片等。

【方法】

用氧化酶试纸片直接蘸取被检菌落，立即观察结果。

【结果】

试纸片上立刻出现红色，继而逐渐加深变为紫红色为阳性，试纸片不变色为阴性。氧化酶试验阳性是奈瑟菌属的共同特征。

●葡萄糖和麦芽糖发酵试验

【原理】

脑膜炎奈瑟菌可分解葡萄糖和麦芽糖，而淋病奈瑟菌只分解葡萄糖。发酵后使培养基 pH 降低，从而使培养基中的指示剂溴甲酚紫由紫色变为黄色。

【材料】

脑膜炎奈瑟菌和淋病奈瑟菌培养物，葡萄糖发酵管，麦芽糖发酵管，接种针等。

【方法】

将脑膜炎奈瑟菌和淋病奈瑟菌分别接种于葡萄糖、麦芽糖发酵管，以 37℃培养 18～24h，观察结果。

【结果】

发酵管颜色由紫色变为黄色为阳性，若仍为紫色为阴性。糖发酵试验是鉴别脑膜炎奈瑟菌和淋病奈瑟菌的重要生化反应。

四、抗链球菌溶血素“O”的检测（胶乳凝集试验）

【原理】

A 群链球菌菌株可产生溶血素“O”（SLO），SLO 具有较强免疫原性，可刺激机体产生抗链球菌溶血素“O”抗体（ASO）。绝大部分链球菌感染者，于感染后 2～3 周血清中出现 ASO，且持续数年才消失。风湿热患者血清中的 ASO 效价显著增高,活动性病例升高更为显著,故测定 ASO 效价可辅助诊断风湿热等疾病。

将 SLO 与羧化聚苯乙烯胶乳共价交联制成胶乳抗原，此抗原与患者血清中 ASO 发生特异性结合，出现肉眼可见的胶乳颗粒凝集现象。

【材料】

1. 患者血清，搅拌棒。

2. ASO 胶乳试验盒，包括如下组分：

（1）致敏胶乳试剂，即链球菌溶素“O”标记的胶乳颗粒。

（2）阴性、阳性对照血清。

（3）反应板一块。

【方法】

1. 将患者血清进行适度稀释。

2. 在反应板的三个格子中各滴加致敏胶乳试剂一滴。

3. 再向三个格子中分别滴加患者血清、阳性对照血清和阴性对照血清。

4. 用搅拌棒分别轻轻搅拌混和，观察结果。

【结果】

阳性对照应出现明显胶乳凝集现象，阴性对照不应出现凝集。患者血清出现凝集者即为阳性，反之为阴性。

【注意事项】

由于正常人血清中均含有低滴度的 ASO，因此被测血清应先加入定量溶血素“O”中和正常水平的抗体，以排除对结果的影响。

五、病原性球菌的分离和鉴定

病原性球菌是临床化脓性感染常见的病原菌，由于其形态、排列、染色性各不相同，菌落和生化反应各异，对抗生素的敏感性也各不相同。根据以上特点采用直接涂片镜检、分离培养等方法，鉴定出未知的病原性球菌。不仅可为化脓性感染的临床诊断提供依据，而且可进行药物敏感试验，为临床选用有效的抗菌药物治疗提供参考（图 2-10）。

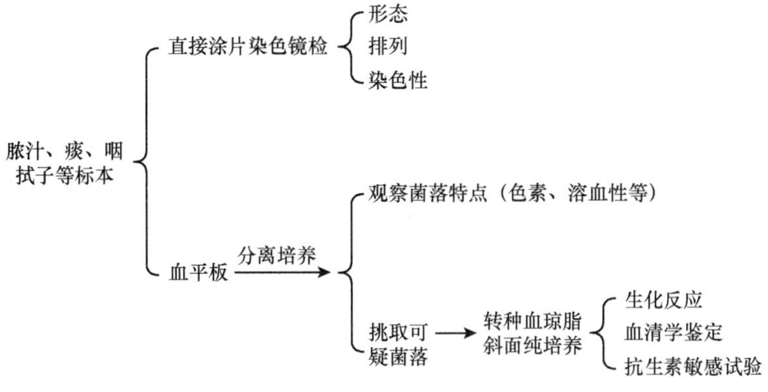

图 2-10 病原性球菌的分离和鉴定

【方法】

1. 标本采集和处理

（1）未破溃但已软化的脓肿可先用医用乙醇常规消毒皮肤，再用无菌注射器抽取脓汁，置于无菌试管中。

（2）已破溃的病灶可先用无菌棉球拭去表层分泌物，再用无菌棉拭子蘸取脓液，将棉拭子置于无菌试管中。

（3）标本采集后，观察脓汁的性状、色调、有无恶臭气味等。如脓汁呈绿色，可能有绿脓杆菌的感染，如有恶臭气味可能有厌氧菌感染。

（4）标本采集后应立即送检，如不能立即送检，应放入 4℃冰箱冷藏保存，以免杂菌污染。

2. 直接涂片染色镜检 脓汁等标本可直接涂片，革兰氏染色后在油镜下观察细菌的形态、排列及染色性。

3. 分离培养和鉴定

（1）分离培养：疑为葡萄球菌、链球菌或肺炎链球菌感染，用血琼脂平板培养基分离培养，若疑为奈瑟菌感染则用巧克力色血琼脂平板培养基分离培养。分离培养后观察菌落特征（注意色素、溶血性），挑取单个可疑菌落接种斜面培养基进行纯培养；同时取可疑菌落涂片染色观察细菌形态、染色性和排列方式。

（2）鉴定：若镜下观察为 G^+球菌、呈葡萄串状排列；菌落为中等大小的金黄色光滑型菌落，且菌落周围有透明溶血环（完全溶血，β 溶血），应考虑葡萄球菌感染，做血浆凝固酶试验和甘露醇分解试验进一步鉴定。

若镜下观察为 G^+球菌、链状排列；菌落为细小、灰白色的光滑型菌落，且菌落周围有宽大、透明溶血环（完全溶血，β 溶血），应考虑乙型溶血性链球菌感染，做杆菌肽敏感试验进一步鉴定；若菌落周围形成草绿色溶血环（不完全溶血，α 溶血），则应做菊糖发酵、胆汁溶菌和 Optochin 试验进一步鉴定。

【注意事项】

1. 上面只表明一般的检查原则，在实验检查中，还需要根据临床提供的可能诊断，做定向的检查。

2. 若疑为流行性脑脊髓膜炎或淋病患者。其标本送检时，要注意保温，所用的培养基要提前放入孵箱内预温。

3. 欲检查脑膜炎球菌或淋球菌，其标本应接种于巧克力色血琼脂平板。

第十节　肠 道 杆 菌

肠道杆菌是一群革兰氏阴性杆菌，大多数有鞭毛，能运动，营养要求不高，在普通培养基上容易生长，无法从形态、染色及在普通培养基上的生长情况方面对其进行初步鉴别。但可根据各类菌在鉴别或选择培养基上的菌落特点及生化反应等进行初步鉴定，然后再根据各类菌的抗原特异性用血清学试验给予鉴定。

【目的】

1. 熟悉常见肠道杆菌的培养特性；粪便标本的检验程序。

2. 熟悉细菌生化反应的原理和临床意义，血清学鉴定的原理和方法。

3. 掌握肥达试验的原理、结果判断及用途。

一、常见肠道感染细菌的形态染色观察

【材料】

大肠杆菌、痢疾杆菌、伤寒沙门菌和霍乱弧菌革兰氏染色示教片、普通光镜油镜等。

【方法】

将示教片置油镜下观察，注意细菌的形态、染色特性、排列方式等特点。

【结果】

大肠杆菌、痢疾杆菌和伤寒沙门菌均为 G^-杆菌，散在排列；霍乱弧菌为 G^-弧菌，菌体弯曲，呈鱼群状或散在排列。

二、常见肠道杆菌的培养特性观察

（一）肠道细菌在 SS 培养基上的培养特性观察

【材料】

大肠杆菌、痢疾杆菌、伤寒沙门菌、肖氏沙门菌沙门-志贺氏琼脂（SS 培养

基）培养物。

【结果】

在 SS 培养基上可见大肠杆菌呈现中等大小、红色、不透明的光滑型菌落；痢疾杆菌和伤寒沙门菌均呈现小至中等透明或半透明光滑型菌落，也可使培养基变黄；肖氏沙门菌呈现小至中等透明或半透明菌落，也可使培养基变黄，菌落中心也可呈黑色。

（二）肠道细菌在 EMB 琼脂平板培养基上的培养特性观察

【材料】

大肠杆菌、痢疾杆菌、伤寒沙门菌、肖氏沙门菌伊红-亚甲蓝琼脂（EMB 琼脂）培养物。

【结果】

在 EMB 琼脂平板培养基上大肠杆菌呈现紫黑色、具有金属光泽的菌落；痢疾杆菌、伤寒沙门菌和肖氏沙门菌均不分解乳糖形成小至中等透明或半透明菌落。肠道细菌在 SS 培养基和 EMB 培养基的表现见表 2-4。

表 2-4 肠道杆菌在 SS 培养基和 EMB 培养基上的生长现象

细菌/培养基	SS 培养基	EMB 培养基
大肠杆菌	分解乳糖产酸使中性红显色，菌落红色、不透明	分解乳糖产酸使伊红、亚甲蓝结合形成紫黑色、具有金属光泽
痢疾杆菌	不分解乳糖（宋内志贺氏菌除外），菌落无色、半透明，可因分解培养基中蛋白质产碱使培养基变黄	不分解乳糖，菌落无色、半透明
伤寒沙门菌	不分解乳糖，菌落无色（若产生 H_2S，中心呈黑色）、半透明，可因分解培养基中蛋白质产碱使培养基变黄	不分解乳糖，菌落无色、半透明
肖氏沙门菌	不分解乳糖，菌落无色（若产生 H_2S，中心呈黑色）、半透明，可因分解培养基中蛋白质产碱使培养基变黄	不分解乳糖，菌落无色、半透明

三、常见肠道杆菌的生化反应

（一）单糖发酵试验

【原理】

各种细菌含有不同的酶，分解糖的能力不同，分解后的产物也不同，有的产酸、产气，有的产酸、不产气，因此可鉴别细菌，尤其在肠道细菌的鉴定中经常使用。

【材料】

大肠杆菌、痢疾杆菌、伤寒沙门菌、肖氏沙门菌，以及葡萄糖、乳糖、麦芽糖、甘露醇、蔗糖五种单糖发酵管。

【结果】

单糖发酵试验结果见表 2-5。

表 2-5　肠道杆菌在五种单糖发酵管中的生化反应

菌名＼单糖	葡萄糖	乳糖	麦芽糖	甘露醇	蔗糖
大肠杆菌	⊕	⊕	⊕	⊕	⊕
痢疾杆菌	＋	—	＋	＋	—
伤寒沙门菌	＋	—	＋	＋	—
肖氏沙门菌	⊕	—	⊕	⊕	—

注：单糖发酵管中，分解糖产酸呈现黄色为阳性，不分解糖依然呈现紫色为阴性。表示为：—为不发酵，＋为发酵仅产酸，⊕为产酸、产气

（二）靛基质（吲哚）试验

【原理】

某些细菌如大肠杆菌、变形杆菌等可产生色氨酸酶，该酶能分解色氨酸生成靛基质（即无色吲哚）。加入吲哚试剂后，试剂中的对二甲基氨基苯甲醛与无色吲哚结合，产生玫瑰吲哚，呈玫瑰红色，此为阳性结果。

【材料】

18～24h 大肠杆菌、产气肠杆菌斜面培养物、蛋白胨水培养基、吲哚试剂、接种针等。

【方法】

1. 分别将大肠杆菌、产气肠杆菌接种于 2 支蛋白胨水培养基中。

2. 置于 37℃培养 18～24h 后取出，每管沿管壁缓慢加入吲哚试剂 2～3 滴，使其浮于液面上，静置 2～3min 后观察结果。

【结果】

大肠杆菌阳性：两液接触面出现玫瑰红色环，用“＋”表示。

产气肠杆菌阴性：两液接触面仍为黄色，用“—”表示。

（三）甲基红试验

【原理】

某些细菌如大肠杆菌等，分解葡萄糖产生丙酮酸，继而将其分解成甲酸、乙酸、乳酸等，使培养基的 pH 降至 4.5 以下，加入甲基红指示剂呈红色，此为阳性反应。若产酸量少，或产生的酸进一步转化为醇、酮、醛、气体和水等，则培养基的酸碱度仍在 pH6.2 以上，加入甲基红指示剂呈黄色，为阴性反应。

【材料】

1. 大肠杆菌、产气肠杆菌 18～24h 斜面培养物。

2. 葡萄糖蛋白胨水培养基、甲基红试剂。

【方法】

1. 分别将大肠杆菌、产气肠杆菌接种于 2 支葡萄糖蛋白胨水培养基中。

2. 置于 37℃培养 18～24h 后取出，分别滴入甲基红试剂 2～3 滴，摇匀观察结果。

【结果】

大肠杆菌阳性：培养基呈红色，用“+”表示。

产气肠杆菌阴性：培养基呈黄色，用“—”表示。

（四）V-P 试验

【原理】

有些细菌如产气肠杆菌，分解葡萄糖产生丙酮酸，丙酮酸脱羧，生成乙酰甲基甲醇，在碱性环境中被氧化为二乙酰，再与培养基内胍基结合，生成红色化合物为 V-P 试验阳性。

【材料】

1. 大肠杆菌、产气肠杆菌 18～24h 斜面培养物。

2. 葡萄糖蛋白胨水培养基。

3. V-P 试剂——40% KOH 水溶液（内含 0.3%肌酸）和 6% α-萘酚乙醇溶液。

【方法】

1. 分别将大肠杆菌、产气肠杆菌接种于两支葡萄糖蛋白胨水培养基中。

2. 置于 37℃培养 48h 后，取出分别加入 KOH 1mL 和 α-萘酚溶液 1mL，摇匀，静置 30min 观察结果。

【结果】

培养液变为红色为阳性，不变色为阴性。大肠杆菌：“—”；产气肠杆菌：“+”。

（五）硫化氢生成试验

【原理】

某些细菌能分解培养基中的含硫氨基酸（如胱氨酸、半胱氨酸），生成硫化氢。硫化氢遇到培养基中的铅盐（醋酸铅）或铁盐（硫酸亚铁），则形成黑褐色硫化铅或硫化亚铁沉淀物。培养基内含有还原剂硫代硫酸钠，使形成的硫化氢不再氧化。

【材料】

大肠杆菌、伤寒沙门菌 18～24h 琼脂斜面培养物、醋酸铅培养基，接种针等。

【方法】

1. 分别以半固体穿刺接种法将大肠杆菌、伤寒沙门菌穿刺接种至两支醋酸铅培养基内。

2. 置于 37℃培养 48～72h，取出后对光观察。

【结果】

大肠杆菌：“—”（无黑色沉淀线生成）；伤寒沙门菌：“+”（有黑色沉淀线生成）。

（六）枸橼酸盐利用试验

【原理】

产气肠杆菌可利用枸橼盐作为碳源生长繁殖，形成菌苔，分解枸橼酸盐生成碱性碳酸盐，使培养基 pH 上升到 7.0 以上，培养基中的溴麝香草酚兰指示剂由绿色变为深蓝色，为枸橼酸盐利用试验阳性；而大肠杆菌则不能分解枸橼酸盐，得不到碳源，不能生长，无菌苔形成，培养基颜色不发生变化，为枸橼酸盐利用试验阴性。

【材料】

大肠杆菌、产气肠杆菌 18～24h 琼脂斜面培养物、枸橼酸盐斜面培养基，接种针等。

【方法】

1. 分别将大肠杆菌、产气肠杆菌接种于两支枸橼酸盐斜面培养基。

2. 置于 37℃恒温培养 24h 后观察结果。

【结果】

产气肠杆菌：“＋”（有菌苔生长，培养基变蓝）；大肠杆菌：“—”（无菌苔生长，培养基不变色）。

（七）尿素分解试验

【原理】

某些细菌如变形杆菌，具有尿素酶，能分解尿素而产生氨，氨溶于水变成氢氧化铵，使培养基变碱而呈红色即为阳性。

【材料】

变形杆菌、伤寒沙门菌 18～24h 琼脂斜面培养物、尿素斜面培养基，接种针等。

【方法】

1. 分别以斜面接种法将变形杆菌、伤寒沙门菌接种于两支尿素斜面培养基上。

2. 置于 37℃培养 18～24h，取出观察结果。

【结果】

培养基变为红色，即尿素分解试验阳性，若不变色，即为尿素分解试验阴性。变形杆菌：“＋”；伤寒沙门菌：“—”。

四、粪便标本的病原学检查

（一）检查程序

如图 2-11 所示。

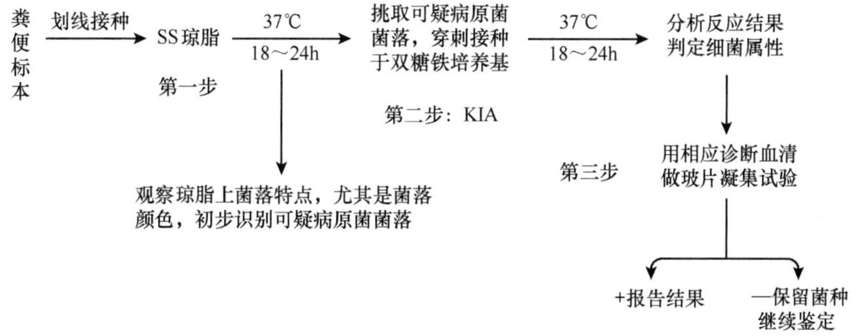

图 2-11　粪便标本的病原学检查程序

（二）标本采集

应遵循无菌操作的原则采集粪便标本。尽可能在发病早期或治疗前采集新鲜粪便，选取脓血或黏液部分，取材后应立即送检；疑似伤寒患者应在发病 2～3 周内采集粪便标本；在无法获得粪便时，可采用直肠拭子，即用灭菌棉拭子经生理盐水或增菌培养基湿润后，插入肛门内 4～5cm 处，轻轻转动一圈后取出，插入无菌试管或保存液中送检；如不能立即送检，可将标本保存于 30%甘油缓冲盐水中。

（三）粪便标本的病原学检查（1）——SS 培养基分离培养

【原理】

粪便中的细菌种类很多，要检出病原菌，通常应用具有选择性或鉴别性的培养基，如最常用 SS 琼脂平板培养基。其特点是此类培养基中除含有细菌所需的营养物质外，还含有抑菌剂和指示剂。可选择性地抑制沙门氏菌属和志贺氏菌属以外的其他肠道杆菌生长，指示剂则可用以鉴别细菌的生化特性。

【材料】

粪便标本棉拭子、SS 琼脂平板培养基、接种环等。

【方法】

将粪便标本棉拭子采用分区划线法接种于 SS 琼脂平板培养基上，以 37℃培养 18～24h。

【结果】

观察平板培养基上菌落，依据其大小、颜色、透明度等特点，初步识别可疑病原菌菌落，进行鉴定。在 SS 琼脂平板培养基上非致病菌形成红色菌落而致病菌形成无色、半透明、略小的菌落。

（四）粪便标本的病原学检查（2）——接种 KIA 培养基

【材料】

KIA 培养基、SS 琼脂平板培养基分离培养物、接种针、酒精灯等。

【方法】

1. 点燃酒精灯，烧灼接种针，待冷却，挑取单个可疑菌落进行穿刺接种及斜面划线接种于 KIA 培养基中。

2. 以 37℃孵育 18～24h，观察结果。

【结果】

观察细菌的动力及细菌对葡萄糖、乳糖的发酵能力和产生硫化氢的能力，初步鉴定肠道杆菌的种属。

（1）大肠杆菌属：KIA 培养基上部斜面和下部都呈现黄色，培养基内有气柱形成。

（2）志贺氏菌属：KIA 培养基上部斜面变红，下部变黄，动力阴性。

（3）沙门氏菌属：KIA 培养基上部斜面变红，下部变黄、有或无黑色沉淀，动力阴性。

【注意事项】

1. 挑取单个可疑菌落，切勿沾染到其他任何菌落。

2. 因 KIA 培养基为半固体培养基，斜面划线接种时切忌用力过大，导致斜面破损。

3. 用完接种针后彻底对其烧灼灭菌。

（五）粪便标本的病原学检查（3）——血清学鉴定

根据 KIA 培养基结果初步判断细菌属性，若初步鉴定为沙门氏菌属，则取 KIA 培养基斜面上的菌苔与沙门氏菌属中相应菌种的诊断血清作玻片凝集试验进行细菌种的鉴定；若初步鉴定为志贺氏菌属，则取 KIA 培养基斜面上菌苔与志贺氏菌属中相应菌种的诊断血清做玻片凝集试验进行细菌种的鉴定。

【材料】

待检菌 KIA 培养物，沙门氏菌属或志贺氏菌属相应菌种的诊断血清，生理盐水，载玻片，接种环，酒精灯，特种蜡笔等。

【方法】

（1）取干净载玻片一张，用特种蜡笔划分为两格，并注明血清侧和生理盐水对照侧，按照无菌操作方法用接种环分别取 1～2 环血清于血清侧和生理盐水对 照侧。

（2）用接种环分别取少许待检菌 KIA 培养物菌苔与血清或生理盐水混合成均匀乳状，1～2min 后，观察是否出现凝集现象。

【结果】

若 KIA 培养基斜面上的菌苔与沙门氏菌属中的伤寒沙门菌诊断血清发生凝集，粪便中的病原菌则为伤寒沙门菌；若与沙门氏菌属中的甲型副伤寒沙门菌诊断血清发生凝集，粪便中的病原菌则为甲型副伤寒沙门菌；以此类推，若菌苔与志贺氏菌属中相应诊断血清凝集，则粪便中的病原菌则为志贺氏菌属中的相应细菌。

【注意事项】

取菌量不宜过多，使菌悬液呈现轻度乳浊即可，同时注意不要挑取培养基，以免影响结果观察。

五、肥 达 试 验

【原理】

因抗生素的广泛使用，临床肠热症患者症状常不典型，且粪便标本细菌阳性分离率低，故血清学试验具有非常重要的辅助诊断意义。肥达试验是一种试管凝集反应。用已知的伤寒沙门菌 O、H 抗原和甲型副伤寒沙门菌、肖氏沙门菌 H 抗原，与患者血清作定量凝集，以测定患者血清中有无相应抗体存在及其效价的试验，可作为伤寒、副伤寒诊断的辅助诊断参考。

【材料】

1. 诊断菌液　伤寒沙门菌“O”，“H”抗原及甲型副伤寒沙门菌 H 抗原，肖氏沙门菌 H 抗原诊断菌液。

2. 1∶10 患者血清（须经 56℃ 30min 灭活）。

3. 生理盐水，小试管，移液器，吸头等。

【方法】

参照表 2-6：

1. 取 32 支洁净小试管，排成四排，每排 8 支，并做好标记。

2. 每管加 0.5mL 生理盐水。

3. 倍比稀释患者血清：即在每排第一管中加 0.5mL 患者血清，与生理盐水混匀，取 0.5mL 加第二管，同样与生理盐水混匀，取 0.5mL 加第三管，以此类推，至第七管，从第七管取 0.5mL 弃去；第八管不加患者血清，作为对照。

4. 第一排每管中加 0.5mL 伤寒沙门菌“O”抗原诊断菌液；第二排每管中加 0.5mL 伤寒沙门菌“H”抗原诊断菌液；第三排每管中加 0.5mL 甲型副伤寒沙门氏菌“H”抗原诊断菌液；第四排每管中加 0.5mL 肖氏沙门菌“H”抗原诊断菌液。

5. 轻轻摇动试管架，将各管液体混匀。

6. 以 37℃水浴 4h 后室温过夜，次日观察结果。

表 2-6　肥达试验方法

管号	1	2	3	4	5	6	7	8
生理盐水（mL）	0.5	0.5	0.5	0.5	0.5	0.5	0.5	0.5
1∶10 患者血清（mL）	0.5	0.5	0.5	0.5	0.5	0.5	0.5	弃 0.5

续表

管号	1	2	3	4	5	6	7	8
诊断菌液	0.5	0.5	0.5	0.5	0.5	0.5	0.5	0.5
最终稀释度	1∶40	1∶80	1∶160	1∶320	1∶640	1∶1280	1∶2560	—

【结果】

1. 先观察对照管是否浑浊，若菌液不发生凝集时，再从第一管开始观察每管是否出现凝集并判断每管的凝集程度。

以“＋”多少表示凝集程度：

＋＋＋＋：上清完全澄清，细菌全部凝集沉于管底。

＋＋＋：上清轻度浑浊，细菌大部分（75%）凝集沉于管底。

＋＋：上清中度浑浊，管底有明显凝集（50%）。

＋：上清浑浊，管底仅有部分细菌（25%）凝集沉于管底。

–：液体均匀浑浊，与对照管相同。

2. 抗体含量判定 抗体含量用效价表示。以出现“＋＋”凝集现象的血清最高稀释度为该待检血清中抗体的效价。

【结果分析】

1. 正常人抗体水平 因隐性感染或其他菌的交叉感染，正常人体内有少量抗体，一般 O-Ab＜1∶80；H-Ab＜1∶160。

2. 动态观察 每 5～7 天测一次抗体含量。若抗体含量逐渐升高，或者恢复期比患病初期抗体含量高出 4 倍或以上，则有诊断意义。

3. O-Ab 和 H-Ab 的诊断意义

（1）O-Ab 高、H-Ab 高，可能为肠热症，还需对致病菌做鉴定。

（2）O-Ab 低、H-Ab 低，不是肠热症但须排除待检者免疫功能低下。如少数肠热症患者，由于发病初期曾使用大量抗生素，或机体有免疫缺陷，或机体反应性极弱等原因，抗体效价可以很低，甚至为阴性结果。

（3）O-Ab 高、H-Ab 低，可能是伤寒早期感染或其他菌的交叉感染。

（4）O-Ab 低、H-Ab 高，曾经感染或预防接种或非特异性回忆反应。如非肠热症患者，由于曾接种过伤寒、副伤寒疫苗或以往在流行病区有过隐性感染或患过伤寒、副伤寒，以及回忆反应等原因，也可呈现阳性结果。不过，由这些原因所引起的阳性反应主要是 H 抗体升高，O 抗体效价一般不高，同时，每隔 5～7 天测试一次血清抗体效价，其抗体效价一般不会随病程而升高。上述这些都有别于现症感染。

综上所述，不能只根据肥达试验的结果去做简单肯定或否定的结论，必须结合当地流行病情况、既往接触史，以及临床症状和体征，做出正确的判断。

【附录】

常用肠道杆菌培养基的制备

一、沙门-志贺氏琼脂培养基（Salmonella-Shigella agar，SS 培养基）

【原理】

SS 培养基中蛋白胨、乳糖铁作为氮源和碳源，胆盐能抑制革兰氏阳性菌，煌绿和枸橼酸钠能抑制大肠杆菌，所以能使致病性的沙门氏菌和志贺氏菌容易分离，是分离沙门氏菌及志贺氏菌属细菌的强选择培养基。中性红为指示剂，它在酸性呈红色，在碱性呈黄色，一般肠道菌不分解乳糖，但分解蛋白胨产生碱性物质，所以菌落呈黄色，而大肠杆菌分解乳糖产生酸类，所以菌落呈红色，中性红可被光线所破坏，所以应将培养基存放在阴暗处。

SS 培养基对大肠杆菌的抑制作用很强，对肠道病原性杆菌则无明显抑制作用，因此可增加标本的接种量以提高病原菌的检出。

【材料】

琼脂 20g，牛肉膏 5g，蛋白胨 5g，乳糖 10g，枸橼酸钠 8.5g，硫代硫酸钠 8.5g，枸橼酸铁 1g，胆盐 8.5g，1%中性红水溶液 2.5mL，1%煌绿水溶液 0.33mL，蒸馏水 1000mL 等。

【方法】

（1）取琼脂 20g 加于 500mL 蒸馏水中，加热溶解后作为甲液。

（2）另取牛肉膏 5g，蛋白胨 5g，胆盐 8.5g 溶于另外 500mL 蒸馏水中，作为乙液。

（3）将甲、乙两液混合，分装于三角烧瓶内，置于高压灭菌器内用 103kPa 30min 灭菌后即成为基础培养基。

（4）应用时将基础培养基熔化，按上述量加入乳糖、枸橼酸钠、硫代硫酸钠及枸橼酸铁，混匀后，校正 pH 为 7.0。

（5）用脱脂棉、无菌漏斗过滤至三角烧瓶内。

（6）再用高压灭菌，55kPa 15min 灭菌。

（7）冷却至 65℃时按上述量加入中性红及煌绿水溶液，摇匀后倾注于平板皿凝固备用。

二、麦康凯（Mac Conkey，MAC）琼脂

【原理】

胆盐能抑制革兰氏阳性菌及部分非病原菌的生长，能促进某些革兰氏阳性病原菌的生长。因含乳糖及中性红指示剂，故分解乳糖的细菌的菌落（如大肠杆菌）在此培养中呈红色，而不分解乳糖的细菌，菌落不呈红色。

【材料】

蛋白胨 20g，乳糖 10g，胆盐 5g，氯化钠 5g，琼脂 20～25g，10g/L 中性红水溶液 5mL，蒸馏水 1000mL。

【方法】

乳糖、蛋白胨、氯化钠及胆盐加于 500mL 蒸馏水中加热溶解制成一液；将琼脂加入余下的 500mL 水中加热溶解制成二液。将一、二液趁热混合调整 pH 至 7.2 后以绒布过滤，按每瓶 100mL 分装，在 68.95kPa 下高压灭菌 20min，冷却至 50～60℃时，每 100mL 培养基中加入经煮沸灭菌的 10g/L 的中性红溶液 0.5mL，混合后倾注入平皿。

三、中国蓝琼脂

【材料】

无糖肉膏汤琼脂（pH7.4）100mL，乳糖 1g，10g/L 灭菌的中国蓝水溶液 0.5～1mL，10g/L 玫瑰红酸乙醇溶液 1mL。

【方法】

将乳糖 1g 加入已灭菌的无糖肉膏汤琼脂瓶内，加热融化琼脂并混匀，待冷至 50℃左右，加入中国蓝水溶液、玫瑰红酸乙醇溶液混匀，立即倾注入平皿，凝固后备用。

【原理】

在此培养基中，中国蓝水溶液是指示剂，玫瑰红酸乙醇溶液是革兰氏阳性菌的抑制剂，但也有颜色反应。培养基碱性反应时呈红色，酸性反应时呈蓝色，培养基制成后 pH 约为 7.4，呈淡紫红色。接种大肠杆菌后，由于其分解乳糖，产生酸类而使菌落呈蓝色，而伤寒沙门菌等因不发酵乳糖，菌落为无色半透明。

四、伊红-亚甲蓝琼脂（Eosin Methylene Blue agar，EMB 琼脂）

【原理】

大肠杆菌能分解乳糖产酸，使培养基 pH 下降，伊红与亚甲蓝相结合成一种

紫黑色复合物，酸性环境中，菌体带正电，易与之结合，故菌落呈紫黑色，并有金属光泽。碱性环境中，伊红与亚甲蓝不结合。病原菌不分解乳糖，故菌落为无色半透明，其次伊红、亚甲蓝有抑制革兰氏阳性菌生长的作用。

【材料】

蛋白胨 10g，20%乳糖溶液 50mL，2%伊红溶液 20mL，0.5%亚甲蓝溶液 20mL，K_2HPO_4 2g，琼脂 20g，蒸馏水加至 1000mL。

【方法】

（1）将蛋白胨和 K_2HPO_4 加温溶化于蒸馏水中。

（2）校正 pH 为 7.6，加入琼脂。

（3）煮沸溶化过滤后分装三角烧瓶中。

（4）以 103kPa 30min 高压灭菌备用。

（5）以无菌操作按量加入经 69kPa 20min 高压灭菌的乳糖、伊红、亚甲蓝溶液，混匀后倾注入平皿备用。

五、克氏双糖铁培养基（KIA）

【原理】

培养基上层为含乳糖的固体，主要用于观察细菌分解乳糖的能力。能分解乳糖的细菌，使上层变黄，如大肠杆菌；而不能分解乳糖的细菌，则上层不变色，如痢疾杆菌、伤寒沙门菌等。此外，因上层中含有铁离子，故若细菌能分解培养基中胱氨酸等含硫氨基酸产生硫化氢时，即能与培养基中的铁离子反应生成黑色的硫化亚铁沉淀于培养基中使培养基变黑，如变形杆菌能使培养基变黑，而大肠杆菌却不能。培养基下层为含葡萄糖的半固体培养基，可用于细菌动力及对葡萄糖分解能力的观察。对于发酵葡萄糖产酸并产气的细菌能使培养基下层变黄且有气泡产生，如大肠杆菌。对于发酵葡萄糖产酸但不产气的细菌能使培养基下层变黄但无气泡产生，如伤寒沙门菌。又因培养基下层是半固体，因此有动力的细菌可沿穿刺线向周围扩散生长，做细菌的动力观察。

【材料】

培养基上层：无糖蛋白胨水（pH7.4）1000mL，乳糖 10g，硫代硫酸钠 0.3g，无水硫酸亚铁 0.2g，琼脂 15g，4g/L 酚红 6mL。

培养基下层：无糖蛋白胨水（pH7.4）1000mL，葡萄糖 2g，琼脂 15g，4g/L 酚红 6mL。

【方法】

将培养基上层的各成分置于三角烧瓶中，将培养基下层的所有成分分装于小试管中（每管约 2mL），两者一起在 58.95kPa 下高压 20min。高压后，在冷凝前先将仅含下层成分的各试管直立放置，待凝固后无菌操作将上层成分加入每支试管内并倾斜成斜面备用。

常用细菌生化反应试剂配制

1. 1.6% 溴甲酚紫乙醇溶液 称取溴甲酚紫 1.6g 倒入小烧杯，用少量无水乙醇溶解，移至 100mL 容量瓶，用无水乙醇多次洗小烧杯，洗液移入容量瓶，最后用无水乙醇定容至 100mL，摇匀备用。

2. 吲哚试剂 对二甲基氨基苯甲醛 2g，95%乙醇 190mL，浓 HCl 40mL，混合即成。瓶口要严密，以免挥发。

3. 0.1%酚红水溶液 酚红 0.1g，倒入小烧杯中磨匀，边磨边加入 0.01N NaOH 约 12mL，使其全溶，加双蒸馏水至 100mL，充分混匀，以 103kPa 15min 灭菌后分装保存，可用一个月。

第十一节 厌氧性细菌

【目的】

1. 熟悉常见厌氧性细菌的生物学特性。
2. 了解厌氧性细菌的培养方法。

一、常见厌氧芽孢梭菌的生物学特性观察

【原理】

厌氧性细菌是一群必须在无氧环境下才能生长繁殖的细菌。根据能否形成芽孢，可将厌氧性细菌分为两大类：厌氧芽孢梭菌和无芽孢厌氧菌。前者产生外毒素使人类和动物致病，后者属人体正常菌群，可引起条件致病性的内源性感染。此外，芽孢的位置、大小、形态可用于厌氧芽孢梭菌的鉴别。

（一）厌氧芽孢梭菌的形态染色观察

【材料】

1. 破伤风梭菌、产气荚膜梭菌和肉毒梭菌的芽孢染色示教片。
2. 产气荚膜梭菌小鼠腹腔渗出物的荚膜染色示教片。

【方法】

将上述示教片置于油镜下观察，注意形态、染色性、有无荚膜及芽孢（注意

观察芽孢的形态、大小及其在菌体中的位置）。

【结果】

1. 破伤风梭菌 细长杆菌，芽孢呈圆形、比菌体粗、位于菌体顶端，使菌体呈鼓槌状。

2. 产气荚膜梭菌 革兰氏阳性粗大杆菌，芽孢呈椭圆形、位于次极端、不粗于菌体。产气荚膜梭菌小鼠腹腔渗出物的荚膜染色示教片中可见明显的荚膜。

3. 肉毒梭菌 革兰氏阳性粗短杆菌，芽孢呈椭圆形、位于次极端、粗于菌体，使菌体呈汤匙状或网球拍状。

（二）观察破伤风梭菌、产气荚膜梭菌的培养特性

●疱肉培养基

【材料】

破伤风梭菌培养物，产气荚膜梭菌培养物，疱肉培养基，液状石蜡，接种针等。

【方法】

将破伤风梭菌培养物、产气荚膜梭菌培养物分别接种于疱肉培养基中，注入适量液状石蜡，置于37℃培养24～48h观察结果。

【结果】

（1）破伤风梭菌在疱肉培养基上的生长特点：肉汤浑浊，肉渣不消化，微变黑，有腐败性恶臭。

（2）产气荚膜梭菌在疱肉培养基上的生长特点：肉渣不被消化，呈粉红色，产生气体。

●“汹涌发酵”现象

【原理】

在牛奶培养基中，产气荚膜梭菌迅速分解乳糖产酸，使酪蛋白凝固，并产生大量气体将凝固的酪蛋白冲散，此种强烈发酵现象称“汹涌发酵”，往往在培养6h即可出现，为本菌特点之一。该菌也可分解葡萄糖产酸产气，如在含葡萄糖高层琼脂中培养，由于分解糖产生大量气体，可使琼脂断裂，亦称为“汹涌发酵”。

【材料】

产气荚膜梭菌斜面培养物，牛奶培养基，1%葡萄糖高层琼脂培养基，无菌凡士林，液状石蜡，接种针，酒精灯等。

【方法】

产气荚膜梭菌接种牛奶培养基底部，然后于培养基表面加入一层已熔化且冷

却至50～60℃的无菌凡士林（约5mm厚），置于37℃培养10～24h后观察结果。

用接种针挑取产气荚膜梭菌穿刺接种于1%葡萄糖高层琼脂培养基中，用液状石蜡封闭琼脂表面，置于37℃温箱培养18～24h观察结果。

【结果】

1. 在牛奶培养基中，产气荚膜梭菌迅速分解乳糖产酸，使酪蛋白凝固，并产生大量气体将凝固的酪蛋白冲散，产生强烈发酵现象。

2. 该菌在含1%葡萄糖高层琼脂中培养，由于分解糖产生大量气体，可使琼脂断裂。

●卵黄琼脂培养基

【原理】

产气荚膜梭菌在生长繁殖的过程中能产生卵磷脂酶，将其点种在10%卵黄琼脂平板培养基上，因卵磷脂酶分解卵黄中卵磷脂，产生可溶性的磷脂酰胆碱和不溶性的脂肪，故菌落周围的培养基出现不透明的乳浊圈。

【材料】

1. 产气荚膜梭菌斜面培养物、生理盐水、普通琼脂培养基、新鲜鸡蛋。

2. 无菌吸管、平皿、三角瓶、厌氧培养装置等。

【方法】

1. 制备卵黄琼脂培养基 按无菌操作要求，取鸡蛋卵黄置于三角瓶内，加等量生理盐水摇匀，取10mL加到50～55℃ 200mL的普通琼脂培养基中，混匀后立即倾注平皿，每平皿约15mL，待冷凝固。

2. 将产气荚膜梭菌点种于上述平板培养基，直径为1～2mm（亦可划线接种）。以37℃厌氧培养24h，取出观察。

【结果】

菌落周围形成乳白色浑浊区（乳浊圈），即为卵磷脂酶阳性。

二、厌氧培养法

（一）生物学培养法——疱肉培养基培养法

【原理】

疱肉培养基中的牛肉渣含有不饱和脂肪酸及谷胱甘肽，两者能吸收培养基中的氧，使氧化还原电势下降。另外，在其液面覆盖一层石蜡则可隔绝空气中的游离氧继续进入培养基中，故适用于培养厌氧菌，并可借石蜡的上移与否，指示该菌是否产气。

【材料】

疱肉培养基，石蜡，厌氧菌，水浴锅，接种环等。

【方法】

1. 接种前将疱肉培养基下部浸入水浴锅中煮沸 10min，驱除其中的氧气。

2. 冷却后，用灭菌接种环挑取细菌接种于疱肉培养基管内。

3. 接种细菌后，用滴管吸取煮熔的石蜡加入培养基管内，其量达 0.5～1.0cm 高度即可。

4. 以 37℃培养 24～48h 观察结果(注意观察石蜡是否上移，肉汤是否变浑浊，肉渣有无变色)。

（二）化学培养法——焦性没食子酸法

【原理】

焦性没食子酸可与 NaOH 迅速反应，生成深棕色的焦性没食子橙。在反应过程中能迅速吸收空气中的氧气，造成环境中少氧或无氧状态，利于厌氧菌的生长繁殖。

【材料】

焦性没食子酸，10% NaOH 溶液，高压灭菌处理的带脱脂棉的玻璃板，血琼脂平板培养基等。

【方法】

将厌氧菌接种至血琼脂平板培养基，取一块中央放有脱脂棉的玻璃板，脱脂棉上放焦性没食子酸（约 0.5g），再将 10% NaOH 溶液 0.5mL 加于焦性没食子酸上，立即将已接种过细菌的血琼脂平板底皿扣在玻璃板上，随即周围用熔化石蜡密封。放入 37℃孵箱中孵育 24～48h 后，观察血琼脂平板培养基上有无菌落生长。

（三）物理培养法

●高层琼脂法

加热熔化高层琼脂，冷却至 50℃左右时种入细菌，搓转试管使之混匀，待琼脂凝固后即可，因培养基很深，与外界空气隔绝，故厌氧菌能在高层琼脂的深层生长。

●厌氧罐（缸）法

【原理】

利用密封、抽气等物理方法，以驱除或隔绝环境中的氧气，使形成厌氧状态。

【方法】

将欲培养的平皿或试管放入厌氧罐（缸）内，将加热的钯粒放入催化剂囊内。打开厌氧指示剂放入罐（缸）内。剪开氢气-二氧化碳发生袋一角，注入 10mL 水激活，立即竖置于罐（缸）内。紧闭罐盖，厌氧罐（缸）中残存的氧与氢受钯的催化而合成水，在此过程中氧气被消耗造成无氧环境。将整个厌氧罐（缸）放入 37℃孵育箱培养，24～48h 后观察有无细菌生长。本法适合于大量厌氧标本的培养。

第十二节 结核分枝杆菌

【目的】

1. 掌握抗酸染色的原理及方法。

2. 熟悉肺结核患者痰标本检查程序。

一、结核分枝杆菌的形态染色

【材料】

结核杆菌形态染色示教片。

【方法】

将上述示教片置于油镜下观察，注意形态、染色以及排列。

【结果】

结核杆菌抗酸染色为阳性，呈红色，典型形态为细长或略有弯曲的杆菌，两端稍圆，直接涂片中常单独存在，也可团聚成堆。

二、肺结核患者痰标本检查

（一）分枝杆菌检验程序

结核患者病灶中查到结核杆菌，是病原学诊断的重要依据。根据感染部位不同，可采集患者的痰、尿、粪便、脑脊液、胸腹水、胃液等标本，按以下程序（图 2-12）进行检验：

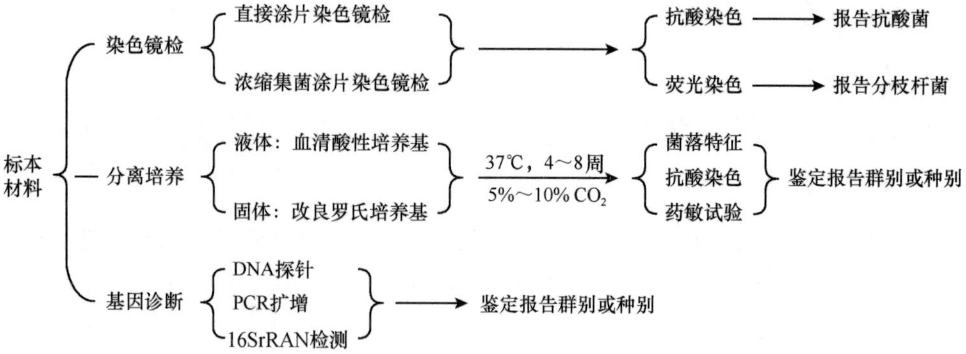

图 2-12　结核分枝杆菌检验程序

（二）结核杆菌浓缩集菌法（以处理痰标本为例）

【材料】

结核患者 24h 痰液，细口瓶，0.02%酚红液，二甲苯，NaOH 溶液，生理盐水，载玻片等。

1. 漂浮法

（1）取 24h 痰液 15mL，装入细口瓶内，加入 2 倍量 0.5% NaOH 溶液摇匀，高压灭菌或煮沸 20～30min 杀菌。

（2）待冷后加入二甲苯 2mL，用力振荡 20～30min，用生理盐水加至液面与瓶口齐，静置 30min。

（3）取瓶口表面油状物涂于载玻片上，微微加热，干后再加，如此重复 5～6 次，至厚度适宜，烘干待冷，抗酸染色，用油镜头检查。

2. 沉淀法

（1）取痰液 1 份和 2 倍量 4%NaOH 溶液，高压无菌或煮沸 20～30min 后，加入 0.02%酚红液 0.1mL，剧烈振荡混匀，亦可置于 37℃水浴消化 30min。

（2）矫正 pH 为 7.0，3000 r/min 30min，弃去上清液。

（3）取沉淀物涂片染色镜检。若进行分离培养和动物接种，可免去高压灭菌或煮沸的程序。

（三）齐-内（Ziehl-Neelsen）抗酸染色法（Kinyoun 冷染法）

【原理】

结核分枝杆菌等分枝杆菌因细胞壁中含有大量脂质影响染料的渗入，故分枝杆菌常用齐-内抗酸染色法染色。传统的染色方法要经过加热和延长染色时间来促使其着色。分枝杆菌中的分枝菌酸与染料一旦结合后，就很难被酸性脱色液脱色，故名抗酸染色。其中最具代表性的为 Ziehl-Neelsen 染色法，该法是 WHO 推荐热染的方法。Leagene 抗酸染色试剂盒（Kinyoun 冷染法）属于冷染色液，无需加热，相对较抗酸热染液安全，其染色原理是在室温条件下，分枝菌酸与石炭酸品红结合成复合物，经亚甲蓝复染后，分枝杆菌仍然为红色，而其他细菌及背景中的物质为蓝色。该试剂盒染色较改良 Kinyoun 冷染法要深，更适用于常规抗酸染色，Leagene 推荐该试剂盒作为实验室或临床上标准染色法。

【材料】

1. 标本 取患者清晨第一口黏痰标本（或浓缩集菌法处理过的痰标本）。

2. Leagene 抗酸染色试剂盒 试剂 A：Kinyoun 品红染色液，试剂 B：Kinyoun 脱色液，试剂 C：亚甲蓝染色液。

3. 器材 载玻片，酒精灯，显微镜等。

【方法】

1. 制片 用接种环挑取约 0.01mL 患者脓性痰、干酪样部分痰液、带血的痰液或浓缩集菌法处理过的痰标本（可高压灭菌处理），在载玻片上涂成 10mm×10mm 大小、薄而均匀的菌膜涂片，自然干燥，用酒精灯火焰固定。

2. 初染 滴加 Kinyoun 品红染色液数滴（完全盖住菌膜），染色 5min，用清水冲洗，甩干。

3. 脱色 滴加 Kinyoun 脱色液于菌膜处，轻轻摇动载玻片，脱色 1min，用清水冲洗，甩干。

4. 复染 滴加亚甲蓝染色液于菌膜处（完全盖住菌膜），染色 1min，用清水冲洗，甩干，再用滤纸吸干，在油镜下观察。

【结果】

结核杆菌经抗酸染色后，镜下可见菌体呈红色，即抗酸染色呈阳性，形态为直或略弯曲杆菌；在痰液标本内结核杆菌多见单个散在，有时呈分枝状如“V”、“Y”、“人”字形排列，也可聚集成束状或团状。背景及非抗酸菌呈蓝色，须逐一观察各个视野。若在痰、脑脊液、胸水中找到结核杆菌，诊断意义较大。

【注意事项】

1. 涂片染色能查到结核杆菌者，一般需要每毫升痰液内含菌量至少有 500 个以上，甚至需达到 5 万以上。故材料多进行浓缩集菌处理，以提高检出阳性率，也造成在染色标本片观察中，不一定每个视野都能看到结核杆菌。

2. 结核杆菌易发生变异，在陈旧培养基或临床治疗后标本材料中，结核杆菌往往菌体断裂，或形成非抗酸性革兰氏阳性的短杆状、球状颗粒。

3. 标本已经高压灭菌处理，不影响染色结果，也保证操作者的安全。

（四）分离培养

【材料】

1. 标本　患者痰标本集菌沉渣。

2. 培养基　罗氏培养基。

3. 器材　接种环，水浴箱，孵育箱等。

4. 4%NaOH 溶液。

【方法】

1. 标本前处理（4% NaOH 法）　取 1 份痰液加 2 份 4%NaOH 溶液，如标本黏稠度大可适当增加 NaOH 量。充分搅拌或振荡，置于 37℃水浴箱中消化 15～30min，其间要振荡 2～3 次，使痰液消化并杀死非抗酸性细菌。以 3000 r/min 离心 15min，去上清液，沉淀以 3%盐酸中和（以酚红指示剂检查）至中性，用于涂片或分离培养。

2. 分离培养　将处理过的标本接种在罗氏培养基，以 37℃培养 2～4 周。

【结果】

在培养基表面形成乳白色或米黄色、不透明、粗糙颗粒状或结节状堆集的菌落，可呈“菜花状”。

【注意事项】

1. 每周至少观察 1 次。观察有无菌落生长，若有菌落生长，仔细观察其形态、数量、色泽变化和出现时间。

2. 8 周后无细菌生长可报告阴性，弃去。

3. 结果报告可用“有结核杆菌生长”或“无结核杆菌生长”，也可报告菌落数量和生长时间。即斜面上生长的菌落数在 20 个以下，应报告菌落数；若多于 20 个菌落数以“＋”表示，具体报告如下：

＋：斜面上菌落数 20 个以上，占斜面 1/4 以下；

＋＋：斜面上菌落生长面积占斜面 1/4 以上，1/2 以下；

＋＋＋：斜面上菌落生长面积占斜面 1/2 以上，3/4 以下；

＋＋＋＋：斜面上菌落生长密集成菌苔。

【附录】　抗酸染液的制备

（1）石炭酸品红染液：称取碱性品红 4 克，溶于 95%乙醇 100mL 中成饱和液；再取碱性品红乙醇饱和溶液 10mL 与 5%石炭酸水溶液 90mL 混匀即成。

（2）盐酸乙醇：95%乙醇溶液 97mL 加浓盐酸 3mL。

（3）碱性亚甲蓝染液：亚甲蓝 2g，溶于 95%乙醇溶液 100mL 中，配成饱和液；取亚甲蓝乙醇饱和溶液 30mL，再加入蒸馏水 100mL 及 10%氢氧化钾水溶液 0.1mL 即成。

第十三节　其 他 细 菌

【目的】

1. 熟悉布鲁氏菌属、炭疽芽孢杆菌、鼠疫耶尔森菌的形态染色。

2. 熟悉白喉杆菌的形态染色特点及其培养特性。

一、常见动物源性细菌的形态

动物源性细菌是一类以动物为传染源，导致人和动物致病的病原菌。主要包括布鲁氏菌属、耶尔森菌属、芽孢杆菌属等。

【材料】

布鲁氏菌、炭疽芽孢杆菌的革兰氏染色示教片，鼠疫耶尔森菌的亚甲蓝染色示教片。

【方法】

将上述示教片置于油镜下观察，注意形态、染色性、有无荚膜及芽孢（注意观察芽孢的形态、大小及其在菌体中的位置）。

【结果】

1. 布鲁氏菌属　G^-短小杆菌，S 型菌株有微荚膜。

2. 炭疽芽孢杆菌　G^+粗大杆菌，两端截平，竹节样排列，芽孢位于菌体中央，可形成荚膜。

3. 鼠疫耶尔森菌　G^-短杆菌，两端钝圆、浓染，有荚膜。

二、白喉杆菌的形态与培养特性

（一）白喉杆菌的形态染色观察

【材料】

白喉杆菌亚甲蓝染色示教片。

【方法】

将上述示教片置于油镜下观察，注意形态、染色性，注意观察异染颗粒的形态、大小及其在菌体中的位置。

【结果】

白喉杆菌（亚甲蓝染色）：在显微镜下可见白喉杆菌一端或两端膨大呈棒状，常呈“V”、“Y”、“L”形排列。白喉杆菌有异染颗粒，因其具有嗜碱性，做亚甲蓝染色，菌体呈淡蓝色，异染颗粒深蓝色；若做奈瑟染色，则菌体呈黄褐色，异染颗粒呈棕褐色。

（二）白喉杆菌的培养特性观察

【材料】

白喉杆菌的吕氏血清斜面培养物，亚碲酸钾血平板培养物。

【结果】

在吕氏血清斜面培养基上，白喉杆菌形成细小、灰白色、有光泽的圆形菌落或菌苔。

在亚碲酸钾血平板上，因白喉杆菌可吸收培养基中的碲盐，并还原成元素碲，使菌落呈黑色。

第十四节　其他原核细胞型微生物

【目的】

1. 熟悉其他原核细胞型微生物的形态染色特征。

2. 熟悉梅毒的血清学筛查方法。

一、其他原核细胞型微生物的形态染色观察

【材料】

支原体培养物亚甲蓝染色片，衣原体鸡胚卵黄囊培养物染色片，钩端螺旋体 Fontana 镀银染色片，梅毒螺旋体 Fontana 镀银染色片，回归热疏螺旋体 Wright 染色片，放线菌硫黄样颗粒压片染色片。

【方法】

选择普通光学显微镜高倍及油镜观察上述示教片，注意观察形态染色特征。

【结果】

1. 支原体菌落（亚甲蓝染色）　在固体培养基上支原体可形成“荷包蛋样”菌落，在低倍镜下可观察菌落呈圆形，中心较厚，边缘较薄。亚甲蓝染色，菌落

中心呈深蓝色，边缘呈淡蓝色。

2. 衣原体 在鸡胚卵黄囊中生长繁殖，在细胞内可见包涵体、原体和网状体颗粒形成。

3. 钩端螺旋体（Fontana 镀银染色） 在显微镜下可见螺旋体呈棕褐色，螺旋细密规则，一端或两端弯曲呈钩状。

4. 梅毒螺旋体（Fontana 镀银染色） 在显微镜下可见螺旋体呈棕褐色，螺旋细密规则，两端尖直。

5. 回归热疏螺旋体（Wright 染色） 在显微镜下可见螺旋体呈蓝色，长度为红细胞的 2～4 倍，螺旋稀疏不规则，呈波浪状。

6. 放线菌硫黄样颗粒（亚甲蓝染色） 在放线菌病患者的病灶中可观察到黄色颗粒，称为硫黄样颗粒，是放线菌在组织中繁殖形成的菌落。取颗粒压片、染色后镜检，可见菌丝在中央缠绕成团，周围的菌丝呈放射状排列，形似菊花状。菌丝末端略膨大呈棒状。

二、梅毒的血清学试验

梅毒螺旋体是引起性传播性疾病梅毒的主要病原体。梅毒螺旋体检查主要包括暗视野显微镜检查、直接免疫荧光实验（DFA）及梅毒螺旋体镀银染色检查，其中 DFA 的特异性较高。梅毒螺旋体检查适用于一、二期梅毒有病损的患者，受取材及特殊显微镜限制，耗时长，难以为临床所接受。

血清学试验是目前国内外诊断梅毒的主要方法，其种类较多，包括非螺旋体抗原试验（非特异性试验）和螺旋体抗原试验（特异性试验）。非特异性试验是以类脂质为抗原的试验方法，世界卫生组织确认诊断梅毒的标准试验有性病研究实验室试验（VDRL）、不加热血清反应素试验（USR）、快速血浆反应素环状卡片试验（RPR）、甲苯胺红不加热血清试验（TRUST）等。我国目前常用的是 RPR 和 TRUST。

特异性试验是以梅毒密螺旋体本身或非致病的密螺旋体为抗原，以检查患者血清中抗密螺旋体的特异性抗体。目前应用的有：密螺旋体荧光抗体吸收试验（FTA-ABS）、梅毒密螺旋体血凝试验（TPHA）等方法。其中 FTA-ABS 试验被认为是当前敏感性和特异性最高的试验方法，且在一期梅毒头几天就可以测出特异性抗体，常用来最后确诊梅毒，在研究中以它为标准。但其提取物为活菌，存在潜在危险性，故应用受到很大限制。FAT-ABS 试验是定性试验，治疗对它的影响也很小，一般用于确诊而不用于筛选。

因非螺旋体抗原试验具有相同的标准化抗原，敏感性相似，对一、二期梅毒有诊断价值，也可做疗效随访用。但又因其操作简易，费用低廉，常用作梅毒的筛选检查，并作为梅毒感染的标准常规诊断方法。

快速血浆反应素环状卡片试验（RPR 试验）

【原理】

本实验所用 RPR 抗原是吸附于炭粒上的类脂质抗原，与一滴血清在 RPR 卡片的圆圈中混合，如出现间接炭凝说明是阳性血清。此法可进行半定量检测，快速、简便，不需要显微镜，适用于梅毒大量筛查试验。

【材料】

RPR 试剂盒：RPR 抗原（吸附于活性炭的类脂质抗原），RPR 卡片（印有直径 18mm 圆圈的特制涂料卡片），塑料加液滴管（每滴 50μL）、梅毒阳性对照血清。

【方法】

1. 吸取待检血清（不需 56℃灭活）50μL，加入卡片的圆圈内，并扩散到整个圆圈中。

2. 在每份血清上垂直滴注 RPR 抗原 1 滴。

3. 按约 100 次/min 用手式机械旋转摇动卡片 8min，立即用肉眼观察结果。

定性试验呈阳性标本，如需要可在 RPR 卡片上将血清做 1∶2～1∶32 等 6 个稀释度，然后按照上述定性试验方法再做半定量检测。

【结果】

在 RPR 白色纸卡片上观察，阴性标本反应圈中不出现黑色炭颗粒凝集，阳性标本反应圈中可出现明显黑色炭颗粒或絮片。为更好区别弱阳性与阴性结果，将纸卡片倾斜与水平面成 30º 角旋转，使血清与抗原在圆圈内转，能更清楚地观察结果。

根据颗粒或絮片的大小：

阳性反应（3＋～4＋）：可见中等至大的黑色炭凝颗粒或絮片。

弱阳性反应（1＋～2＋）：可见小的黑色炭颗粒聚集物。

可疑反应（±）：可见细小粗糙物，分布不规则。

阴性反应（–）：抗原颗粒均匀分布，无块状物。

阴性：正常。

阳性：可作为梅毒的辅助诊断和治疗情况的参考。初次检查效价在 1∶4 以上，间隔 2～4 周后复查滴度上升 2 个滴度者或 2 次试验都是高滴度者可作为梅毒的诊断依据。

【注意事项】

1. 本试验因具有相同的标准化抗原，敏感性相似，操作简易，费用低廉，常用作梅毒的筛选检查。但它的敏感性和特异性比特异试验差，并且生物学假阳性高，结果受多种条件的影响。

2. 除对其他螺旋体感染时出现阳性外，假阳性还出现在急、慢性感染、妊娠、高丙种球蛋白血症、结缔组织病、溶血性贫血和其他自身免疫性疾病，也可出现在老年人和一些健康人，但多数情况下查不出原因。

第十五节　病毒的生物学特性及血清学试验

【目的】

1. 掌握血凝和血凝抑制试验的原理、方法和应用。

2. 熟悉病毒培养的常用方法。认识病毒包涵体，了解其在诊断上的意义。

一、病毒的包涵体观察

【原理】

病毒的形态学观察通常可分为两种，一种是利用电子显微镜的方法观察单个病毒的形态，另一种是利用光学显微镜的方法直接检查病变组织或脱落细胞中的包涵体。通常情况下包涵体为病毒的集团，一般核内组装的病毒产生核内包涵体；细胞浆内组装的病毒则在胞质中出现包涵体，按照染色反应则可分为嗜酸性或嗜碱性包涵体。同种病毒所寄生细胞及细胞所在的部位通常情况下不易发生变化，因此，包涵体的检查对某些由病毒所致疾病的诊断有一定的诊断价值。

【材料】

1. 正常人胚肾细胞和病毒感染后的人胚肾细胞示教片。

2. 狂犬病毒、麻疹病毒包涵体示教片（苏木精-伊红染色）。

【方法】

1. 观察病毒对正常人胚肾细胞的致病作用。

2. 在显微镜下观察狂犬病毒在犬中枢神经细胞胞浆内形成的嗜酸性包涵体。

3. 在显微镜下观察麻疹病毒在人胚肾细胞核内嗜酸性包涵体。

【结果】

1. 在光镜下可见正常人胚肾细胞呈梭形，均匀贴壁形成单层细胞，折光一致。

病毒感染后的人胚肾细胞变圆、肿胀，有些区域细胞坏死、脱落。

2. 在光镜下可见狂犬病毒感染后在犬中枢神经细胞胞浆内形成的嗜酸性包涵体，即内基小体（Negri body）。神经细胞呈三角形，细胞核呈蓝色，胞浆为淡红色，内基小体染成鲜红色，呈圆形或椭圆形，一个或数个。

3. 在光镜下可见麻疹病毒在感染人胚肾细胞中增殖，引起细胞融合，形成多核巨细胞，在感染的细胞核内和胞质内出现团块状、数目不等的嗜酸性包涵体，核内包涵体可见核仁集中于核的边缘。每个包涵体周围有一条不染色光带。

二、病毒的血凝和血抑试验

病毒的血清学试验属于抗原-抗体特异性反应，既可用已知病毒性抗原检测患者血清中的相应抗体，也可用已知病毒特异性抗体检测未知抗原。试验方法包括补体结合试验、中和试验、血凝抑制试验、酶联免疫吸附试验等，这里主要介绍血凝和血凝抑制试验。

【原理】

某些病毒（如黏病毒、副黏病毒等）表面具有血凝素（HA），能与人、豚鼠、鸡等的红细胞上的 HA 受体结合，引起红细胞凝集，称为血凝现象。在病毒悬液中加入特异性血清后，HA 与血清中 HA 抗体结合，阻抑了病毒表面的 HA 与红细胞的结合，即为血凝抑制现象。本试验可用于有血凝素的正黏病毒及副黏病毒等病毒感染的辅助诊断和流行病学调查，并用于这些病毒的分型与亚型的鉴定。

【材料】

1. 流行性感冒病毒悬液（IFV，取自鸡胚培养的羊水或尿囊液，1∶10）、流行性感冒病毒免疫血清（1∶5）。

2. 0.5%鸡红细胞悬液、生理盐水。

3. 其他　“U”形有机玻璃板一块，1mL 吸管若干支，试管架。

（一）血凝试验

【方法】

见表 2-7。

1. 取一块“U”形有机玻璃板，按表 2-7 加入生理盐水，各孔均为 0.2mL。

2. 流行性感冒病毒悬液 0.2mL，加入第 1 孔中（作 1∶20 稀释），混匀后吸取 0.2mL 混悬液加至第 2 孔混匀，从第 2 孔吸出 0.2mL 混悬液加至第 3 孔混匀，依次类推作倍比稀释至第 8 孔，混匀后从第 8 孔取出 0.2mL 弃掉。这样，各孔的液体量均为 0.2mL，从第 1 至第 8 孔的稀释度为 1∶20，1∶40，1∶80，…，1∶

2560，第 9 孔为生理盐水对照。

3. 稀释完毕后，按第 9 孔～第 1 孔的顺序，每孔加入 0.5%鸡红细胞悬液 0.2mL，轻轻振荡摇匀后置于 37℃孵育为 30～60min。

表 2-7 病毒血凝试验

孔号	1	2	3	4	5	6	7	8	9
生理盐水（mL）	0.2	0.2	0.2	0.2	0.2	0.2	0.2	0.2	0.2
流行性感冒病毒悬液 1∶10（mL）	0.2	0.2	0.2	0.2	0.2	0.2	0.2	0.2	弃 0.2
0.5%鸡红细胞悬液（mL）	0.2	0.2	0.2	0.2	0.2	0.2	0.2	0.2	0.2
摇匀，37℃孵育 30～60min									
病毒液稀释度	1∶20	1∶40	1∶80	1∶160	1∶320	1∶640	1∶1280	1∶2560	—

【结果】

观察结果时要轻拿轻放，避免振荡。先观察第 9 孔生理盐水对照孔，然后观察第 1 孔至第 8 孔，并判断每孔的凝集程度，以＋＋＋＋、＋＋＋、＋＋、＋表示，一般以出现“＋＋”的病毒液稀释度为该病毒的血凝效价（表 2-8）。

表 2-8 血凝试验凝集程度判读标准

孔中所见	结果
红细胞呈薄层均匀铺于板孔底，呈细沙状或薄膜状，为 100%红细胞凝集	＋＋＋＋
红细胞虽铺于孔底，呈细沙状，但边缘不整有下沉趋势，75%红细胞凝集	＋＋＋
红细胞虽铺于孔底，呈细沙状，但边缘不整有下沉趋势，75%红细胞凝集	＋＋
红细胞在孔底沉聚呈小圆点，边缘不光滑，周围有小凝集块，25%红细胞凝集	＋
红细胞于孔底呈一小圆点，边缘光滑整齐，红细胞无凝集现象	－

凝集效价：能使血细胞呈“＋＋”凝集的病毒最高稀释度为凝集效价，即含有 1 个病毒血凝单位（1U）。如流感病毒的血凝效价为 1∶160，即病毒液稀释至 1∶160 时，含 1 个血凝单位。在做血凝抑制试验时需用 4 个血凝单位，即要将病毒液配制成含 4 个血凝单位时，应稀释成（1∶160）×4，即 1∶40 稀释备用。

如果血凝试验阳性，则做血凝抑制试验进一步证实，并可确定该流感病毒的型与亚型。

（二）血凝抑制试验

【方法】

1. 取一块“U”形有机玻璃板，选 10 个孔，按表 2-9 所示加样，1 至 9 孔每孔加入 0.2mL 生理盐水，第 10 孔加 0.4mL。

2. 取经处理的 1∶5 稀释的患者血清 0.2mL，加入第一孔内作 1∶10 稀释，抽吸 3 次，混匀后取 0.2mL 加至第 2 孔，以此类推作倍比稀释至第 7 孔，混匀后从第 7 孔吸出 0.2mL 弃去。第 8 孔为血清对照，加入 1∶5 稀释的血清 0.2mL；第 9 孔为病毒对照、第 10 孔为红细胞对照，均不加血清。

3. 1～7 孔和 9 孔，每孔加入含 4 个血凝单位的 IFV 悬液 0.2mL；第 8 孔血清对照与第 10 孔红细胞对照则不加 IFV 悬液。

4. 每孔加入 0.5%鸡红细胞悬液 0.2mL，摇匀后置 37℃孵育为 30～60min。

表 2-9　血凝抑制试验

孔号	1	2	3	4	5	6	7	8	9	10
								血清对照	病毒对照	红细胞对照
生理盐水（mL）	0.2	0.2	0.2	0.2	0.2	0.2	0.2	0.2	0.2	0.4
血清（mL）（1∶5）	0.2	0.2	0.2	0.2	0.2	0.2	0.2	弃 0.2	–	–
4UIFV 悬液（mL）	0.2	0.2	0.2	0.2	0.2	0.2	0.2	–	0.2	–
0.5%鸡红细胞悬液（mL）	0.2	0.2	0.2	0.2	0.2	0.2	0.2	0.2	0.2	0.2
振荡摇匀，置于 37℃孵育约 30～60min										
血清稀释度	1∶10	1∶20	1∶40	1∶80	1∶160	1∶320	1∶640	1∶10	–	–

【结果】

血凝抑制的结果判断同血凝试验，但本试验是以不出现血凝现象的试验孔为阳性。血凝抑制效价：以完全抑制血凝的血清最高稀释度表示。

先观察对照孔，如果病毒对照孔出现完全凝集、血清对照和红细胞对照不发生凝集，再观察试验孔，判断效价。

【注意事项】

流感患者血清须经事先处理，因为在正常血清和免疫血清中均存在“血凝非特异性抑制物”，这将妨碍血凝抑制试验，因此必须将其除掉。常用“白陶土法”，程序如下：

在 0.1mL 血清中加入 25%白陶土 0.2mL，振荡混匀置于 37℃孵育 1h 或在 4℃放置一夜，取出后加入 pH9.0 的硼酸氢氧化钠溶液 0.2mL，混匀，经 6000r/min 离心 5min，取上清，置于 56℃灭活 30min，加浓的鹅或鸡红细胞悬液 0.05mL，混匀置于 37℃水浴 20～30min，经 3000r/min 离心 10min，取上清即待检血清（1∶5）。

【附录】

一、病毒的分离培养

标本接种于何种动物、鸡胚或细胞，以及选择何种接种途径，主要取决于病毒的种类。

（一）动物接种

动物接种是最原始的病毒分离培养方法,但目前仍有不少病毒需要用到此法。常用的动物有豚鼠、小鼠、大鼠、家兔和猴等，常用接种途径有脑内、皮下、皮内、腹腔、鼻腔、静脉及小鼠经口接种、家兔角膜注射等。根据实验研究的目的和病毒种类的不同，选择敏感动物及适宜的接种途径。常用小鼠分离单纯疱疹病毒、脑炎病毒等。柯萨奇病毒常用于出生后 24～48h 的乳鼠。灵长类的黑猩猩和狨猴等动物常用于建立动物模型。由于动物不易管理加之带菌率较高，该法目前已很少应用，但对狂犬病毒及乙型脑炎病毒的分离还需应用动物接种。

（二）鸡胚接种

因为多种病毒能适应于鸡胚内发育繁殖，又因鸡胚的条件与动物机体基本接近，此法操作简单，来源容易且不会带病毒及产生抗体而影响试验，故常用鸡胚（正常鸡胚结构见图 2-13）分离、鉴别及繁殖病毒，鸡胚接种法种类很多，本书简要叙述尿囊及绒毛尿囊膜接种法如下：

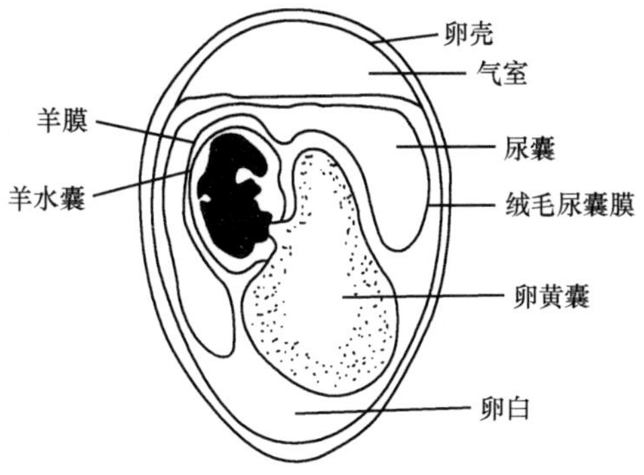

图 2-13 9～11 日龄鸡胚解剖图

1. 尿囊腔接种与收获

（1）取 9～11 日龄鸡胚，在检卵灯上照视，用彩笔画出气室界限和胚胎位置，在胚胎面与气室交界的边缘上约 1mm 处或在胚胎的对侧处，避开血管作一标记，作为磨卵处和病毒注射点。

（2）用碘伏、酒精棉球消毒后，用磨卵器在卵壳记号处磨一小孔，勿损伤壳膜，再用酒精棉球擦拭消毒。

（3）用无菌注射器吸取流感病毒液，从小孔处斜刺入膜内 5mm 左右，注入病毒悬液 0.1～0.2mL。

（4）用无菌胶布封闭注射孔，置于卵架上 33～37℃培养（视病毒种类而定）。每日翻动一次，照检一次，若接种后 24h 内死亡者为非特异性死亡，应弃去。

（5）孵育 48～72h 后取出，置于 4℃冰冷藏 6h 或过夜，避免收获时出血。

（6）用碘伏、酒精棉球消毒气室部卵壳，用无菌镊子除去气室端卵壳及壳膜。用无菌眼科镊子撕开绒毛尿囊膜。

（7）用无菌毛细吸管吸取尿囊液，收集于无菌瓶内，避免收获时出血，用血凝试验检测有无病毒及血凝效价，并做无菌试验，最后分装保存于低温冰箱备用。

2. 绒毛尿囊膜接种和收获

（1）取 10～13 日龄鸡胚，于检卵灯下标记气室、胎位及绒毛尿囊膜发育的界限（该膜富含血管，照视时呈红色，几乎占胚蛋的 1/2），并在胎位附近无大血管处划一记号。

（2）用碘伏、酒精棉球消毒气室顶部和记号处，然后在气室顶部钻一小孔，并同时用磨卵器在记号处将卵壳磨一与纵轴平行的裂痕，勿伤及壳膜。

（3）将卵平放，轻轻将裂痕处卵壳去掉，勿伤及壳膜，于壳膜上刺破一小缝但不伤及下面的绒毛尿囊膜，滴加无菌生理盐水 1 滴于壳膜上。

（4）用橡胶吸头从气室端小孔处缓缓将气室内空气吸去，造成气室负压，此时可见生理盐水下沉，绒毛尿囊膜下陷，借助负压和重力使壳膜与尿囊膜之间形成人工气室（图 2-14）。

（5）揭开人工气室上的壳膜，暴露该处的绒毛尿囊膜，滴加 0.2～0.5mL 2 型单纯疱疹病毒悬液于绒毛尿囊膜上，轻轻旋转胚蛋，使病毒液均匀分布于膜上，用无菌胶布封口。将胚蛋横卧，置于 37℃孵箱培养，不能翻动，以免人工气室移位，弃去 24h 内死亡的胚蛋，余者培养 4～5 天后收获。

（6）4～5 天后用碘伏、酒精棉球消毒接种部位及四周，撕去封闭处卵壳。用无菌镊子扩大开口处，轻轻夹起绒毛尿囊膜用无菌剪刀剪下接种面及周围的膜，置于无菌生理盐水平皿内，观察白色斑点病灶或做其他检测。

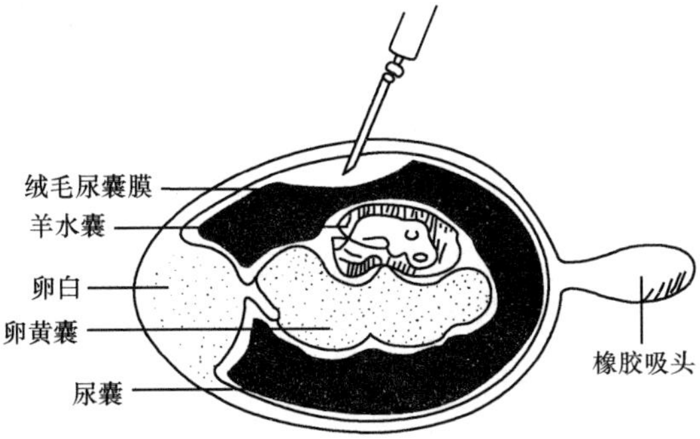

图 2-14　绒毛尿囊膜接种法示意图

（三）细胞培养

细胞培养法比动物实验方便，是目前病毒培养中最常用的一种方法。该方法多用于病毒的分离培养、进行血清中和试验及制造疫苗等方面。细胞培养的主要方法有两种，即小块培养法和单层细胞培养法。用于细胞培养的细胞一般分为两类，一类来自动物和人的组织，另一类为在实验室连续传代的细胞株，前者称为原代细胞，后者称为传代细胞。

常用细胞有鸡胚细胞、人胚肾细胞（或猴肾细胞）、人胚二倍体细胞，以及传代细胞（如 HeLa 细胞、Hep-2 细胞和 KB 细胞等）等。大部分病毒在敏感细胞系均可出现细胞病变效应（CPE），细胞病变效应主要有以下几种：（1）细胞圆缩：如肠道病毒、痘病毒、呼肠孤病毒、披膜病毒、鼻病毒等；（2）细胞聚合：如腺病毒；（3）细胞融合形成合胞体：如副黏病毒、疱疹病毒；（4）轻微病变：如正黏病毒、狂犬病毒、冠状病毒等。细胞病变程度以细胞受累的程度为标准，如无细胞病变为“–”，个别细胞有可疑病变“±”，25%细胞病变“＋”，50%细胞病变“＋＋”，75%细胞病变“＋＋＋”，100%细胞病变或全部脱落者“＋＋＋＋”。一般初次从自然界分离病毒，经盲传三代为阴性，才能判断为阴性。

第十六节　病原性真菌

【目的】

1. 掌握真菌孢子染色方法。

2. 熟悉单细胞和多细胞真菌的形态特点和培养特性。

3. 熟悉病原性真菌检查程序。

一、真菌的形态与培养特性

（一）真菌的形态结构观察

【原理】

根据形态与结构，真菌可分为单细胞真菌和多细胞真菌两种。单细胞真菌由孢子构成，无菌丝，以出芽方式繁殖。大多数真菌为多细胞，由菌丝和孢子组成，隔着多细胞真菌的菌丝和孢子形态不同，故常作为鉴定多细胞真菌的重要标志。

【材料】

白假丝酵母菌革兰氏染色示教片，新生隐球菌墨汁负染法示教片以及石膏样小孢子菌乳酚棉蓝染色示教片。

【方法】

用普通光学显微镜高倍镜观察示教片，注意观察其形态与结构特征。

【结果】

1. 白假丝酵母菌 在显微镜下可见孢子圆形或椭圆形，大小不等；呈紫色，革兰氏阳性；可见芽生孢子及由孢子伸长形成的假菌丝。为酵母样真菌。

2. 新生隐球菌 在显微镜下可见背景呈黑色，孢子呈圆形，有肥厚荚膜包围在透明发亮的菌体周围。有时可见到发芽的菌体。为酵母型真菌。

3. 石膏样小孢子菌 在显微镜下可见菌丝和孢子，均染成蓝色。孢子呈梭状、棍棒状或梨状。为多细胞真菌。

（二）真菌的培养特性观察

【原理】

真菌对营养要求不高，可在一般培养基上生长。实验室培养真菌常用沙堡琼脂培养基，其主要成分是蛋白胨、葡萄糖（或麦芽糖）、氯化钠和琼脂。最适宜pH为4.0～6.0，培养温度为22～28℃，有些致病性真菌在37℃生长良好。

真菌大培养

【材料】

新生隐球菌，白假丝酵母菌，絮状表皮癣菌，沙堡琼脂斜面培养基，接种针等。

【方法】

分别将新生隐球菌、白假丝酵母菌、絮状表皮癣菌接种于沙堡琼脂斜面培养基中，置于37℃培养3～7天后，观察其菌落特征。

【结果】

1. 真菌菌落有以下三种

（1）酵母型菌落：为单细胞真菌菌落；类似细菌的光滑型菌落，比细菌菌落；表面光滑、湿润，边缘整齐，质地均匀、柔软；多为乳白色，少数为红色。新生隐球菌属于此类型菌落。

（2）类酵母型菌落：为单细胞真菌菌落；外观与酵母型菌落类似，但由于此类真菌的芽生孢子未与母细胞脱离，与母细胞连接形成假菌丝伸入培养基内。白假丝酵母菌属于此类型菌落。

（3）丝状型菌落：为多细胞真菌菌落。菌落为棉絮状、绒毛状或粉末状，菌落底层有营养菌丝长入培养基内，菌落表面可见有气中菌丝，其表面和背面颜色不同。絮状表皮癣菌属于此类型菌落。

2. 真菌小培养

【材料】

白假丝酵母菌或毛霉菌，沙堡琼脂培养基，回形针等。

【方法】

1. 将回形针置于酒精灯上加热灭菌，趁热粘蜡固定于载玻片上。

2. 于回形针中心部滴加预热熔化的沙堡琼脂培养基少许，待琼脂凝固后，将菌种接种在培养基上。

3. 盖以盖玻片，用石蜡封固，置于无菌平皿内37℃或置于室温培养。

4. 待真菌生长后，用肉眼观察菌落特征，并可将载玻片置显微镜下观察真菌生长发育及形态、结构特征。先用低倍镜观察，再用高倍镜仔细观察菌丝和孢子形态。

【结果】

在显微镜下可见清晰的交织成团的菌丝体以及孢子。

二、常见浅部真菌病的临床检查

浅部真菌病在临床较常见，包括皮肤、毛发和指（趾）甲等各种癣病，对疑为真菌感染的皮屑等标本，可进行涂片检查，直接观察到真菌的结构——菌丝和孢子，迅速地确定是否为真菌感染。

【材料】

1. 患者皮屑标本，载玻片，盖玻片，酒精灯等。

2. 封固液　10% KOH 溶液。

3. 乳酸酚棉蓝染液。

【方法】

1. 不染色标本的检查

（1）标本制作：取少量患者皮屑标本于载玻片上，滴加一滴 10% KOH 溶液，上覆盖玻片，将载玻片放在酒精灯火焰上方微加热，使组织或角质软化溶解，但切勿过热以免产生气泡或烤干。也可将盖片稍加按压，使溶解的组织分散并使其透明，吸去周围溢液避免沾污盖玻片。

（2）检查：先用低倍镜检查有无真菌菌丝或孢子，如果发现有菌丝或孢子，再以高倍镜检查菌丝、孢子的特征。镜检时用稍弱的光线使视野稍暗为宜。

2. 乳酸酚棉蓝染色法

取洁净载玻片一块，滴加一滴乳酸酚棉蓝染液，将皮屑标本放于染色液中，加上盖玻片（加热或不加热）后镜检。

【结果】

不染色标本，在低倍镜下菌丝呈折光性较强、绿色纤维分枝丝状体；在高倍镜下，菌丝呈分隔或呈节孢子，有时菌丝末端有较粗短关节孢子。

经乳酸酚棉蓝染色后，在显微镜下可见菌丝和孢子染成蓝色。

三、常见深部真菌病的临床检查

深部真菌是指侵犯人体深部组织和内脏以及能引起全身性感染的真菌。多数能引起慢性肉芽肿样炎症、溃疡和坏死等病变，如新生隐球菌、组织胞浆菌等。近年来，由于广谱抗生素、激素等大量应用，条件致病性白假丝酵母病等比以往有所增加，可引起皮肤、黏膜、支气管或肺发生病变，有时甚至引起败血症、心内膜炎、脑膜炎或其他内脏的炎症。

【检验程序】

白假丝酵母菌的检验程序如图 2-15 所示。

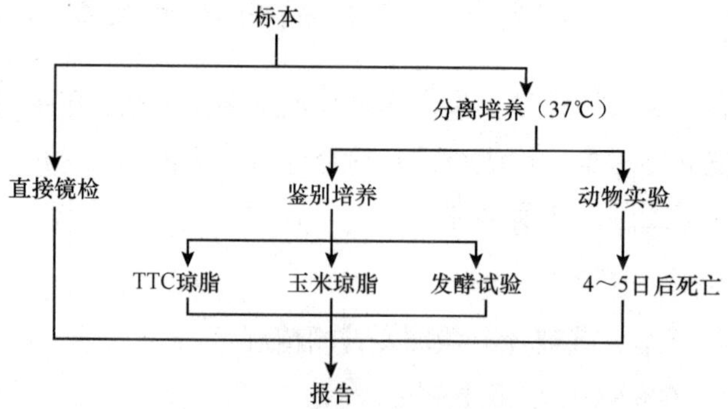

图 2-15　白假丝酵母菌的检验程序

【方法】

1. 直接检查

取口腔病灶黏膜、阴道分泌物、皮屑、甲屑、血、尿、粪、脑脊液、胸水、活组织或尸体解剖材料，制作 KOH 溶液或盐水盖玻片标本，在显微镜下可见 2μm×6μm 大小的卵圆形发芽孢子及假菌丝。若查到大量假菌丝表明念珠菌处于致病阶段，对确诊有一定意义。

2. 培养检查

（1）在沙堡葡萄糖琼脂培养基上，于室温及 37℃培养均能生长，菌落为奶油色酵母样菌落，镜检见有假菌丝及成群（2～4）×6μm 大小的孢子。

（2）在玉米琼脂或玉米粉吐温琼脂培养基，室温培养，24h 后生长出灰白色菌落，镜检可见厚膜孢子。这是鉴定白假丝酵母菌的重要特征。

（3）在含 0.005%氯化三苯基四氮唑的葡萄糖蛋白胨琼脂（TTC 沙堡琼脂）上，接种物如为白假丝酵母菌，培养基不变色或仅呈淡红色，而其他念珠菌变为红色。

3. 动物接种

在念珠菌属中，只有白假丝酵母菌对实验动物有致病性。静脉接种 1mL 白假丝酵母菌 1%盐水混悬液于家兔，4～5 天内家兔可死亡，解剖可见家兔肾脏肿大，有许多白色小脓肿分布在肾皮质上。白假丝酵母菌盐水悬液注射于家兔皮内，于 48h 可形成脓肿。白假丝酵母菌盐水悬液静脉注射或悬于 5%猪胃黏液素中腹腔接种，对小鼠有致病性。

【结果】

1. 白假丝酵母菌在玉米琼脂上的生长物可检出假菌丝和厚壁孢子。

2. 白假丝酵母菌在 TTC 沙堡琼脂上生长，培养基不变色或仅呈淡红色。

3. 在血中或脊髓液中可查到白假丝酵母菌。

【注意事项】

1. 从痰中分离出白假丝酵母菌不能作为念珠菌病的唯一根据，应结合临床做出判定。

2. 可根据对葡萄糖、乳糖、麦芽糖、蔗糖等的发酵试验和培养特征对白假丝酵母菌的菌种做出鉴别。

第三章　医学微生物学教学讨论参考病例

病　例　一

患儿，女，8 岁。因发热、消瘦、神志不清入院。入院前一个月。鼻唇沟处长一小疖子，曾用手挤压数次。约三周前，小疖子肿大发红。家长曾给患儿涂土霉素、磺胺药膏均不见效。两周前，患儿颈部、手臂、腿部有小脓疱出现。近一周开始发冷、发热，消瘦，病情加重以急症入院。查体：重病容，消瘦，营养较差，神志不清。颈后部、左臂内侧、腋下及左下腿均有 2～3cm 大的数个脓肿，红肿；触之有痛感。少数脓肿已破溃，少数有波动感。体温 40℃。实验室检查：白细胞总数 12×10^9/L（中性粒细胞 80%，淋巴细胞 15%，大单核细胞 5%），穿刺取脓汁涂片，染色镜检有大量脓细胞，并有革兰氏阳性菌，呈不规则排列的球菌。

思考题：

1. 你认为该患者患何病？是怎样引起的？病原菌是什么？

2. 对该患者如何取材作病原菌的分离与鉴定？如何选用敏感抗生素进行治疗？

病　例　二

患儿，男，11 岁。因发热、眼睑水肿、血尿 3 天入院。入院前三周因发热咽痛而肌内注射青霉素 3 天，症状消失。查体：体温 39℃。实验室检查：尿红细胞＋＋＋，颗粒管型 3～5 个/高倍视野，ASO 抗体 800 单位。疑诊断为急性肾小球肾炎。

思考题：

1. 引起本病最可能的致病菌是什么？依据是什么？

2. 该致病菌是如何传播的？患儿的这次临床表现与三周前发热咽痛是否有联系？

病　例　三

患者李某，男，19 岁，因发热、腹痛、头痛、乏力一周，于 2016 年 7 月入院，患者于入院前一周开始发热，体温 39℃，入院时温度高达 40℃，伴腹痛，轻度腹泻，呈稀糊状，每日 2～8 次。无恶心、呕吐，有时头痛、轻咳、不思饮食，精神不佳。当地医院诊断为上呼吸道感染，曾给青霉素、红霉素静脉滴注，病情未见好转。治疗一周后，高热仍不退，上述症状无缓解，即来本院诊治，以高热待查入院。实验室检查：白细胞总数 $5400/mm^3$。中性粒细胞 64%，淋巴细胞 36%。查体：体温 40℃，脉搏 96 次/分，神志清楚，表情淡漠，胸前皮肤可见少量玫瑰疹，心肺无异常。腹软，肝大肋下 1.5cm，剑突下 2cm，质软，于肋缘下刚触及，病理反射未引出，血培养阴性；肥达试验（患病一周末）：伤寒“O”凝集价 1∶640，伤寒“H”凝集价 1∶320，甲、肖氏副伤寒沙门菌“H”凝集价均阴性。

思考题：

1. 该患者的初步诊断是什么？根据什么？

2. 为何血培养阴性？为何白细胞总数偏低？

病　例　四

患者，女，19 岁，就诊时主诉“近 1 个多月来咳嗽，痰中时有血丝，无胸痛，但有明显乏力，消瘦，食欲不振，盗汗，自觉午后微热”。查体：体温 38℃，慢性病容。实验室检查：白细胞 8×10^9/L，血沉 70mm/h。X 射线透视右肺尖有多发小斑片状阴影，边缘模糊。

思考题：

1. 引起本病最可能的病菌是什么？最好取什么标本、做什么微生物学检查来确定诊断？

2. 该病菌是如何传播的？所致疾病怎样进行特异性预防？

病　例　五

患者，男，40 岁，工人。因修理拖拉机时不慎左脚底被铁钉扎入，未做特殊处理。6 日后感全身不适，咀嚼不便，继之张口及吞咽困难，颈活动受限。接受针灸治疗，但针刺时出现肌肉抽动，第 8 日，发展至遇强光、高声则全身抽搐，牙关紧闭，呈苦笑状面容，即送医院求治。

思考题：

1. 该患者应诊断为何病？根据是什么？

2. 从病因角度考虑，你认为该患者应如何进行治疗？